Thomas Hegemann
Eia Asen
Peter Tomson

Familienmedizin

Thomas Hegemann
Eia Asen
Peter Tomson

Familienmedizin
für die Praxis

Zeichnungen von
Bernard Canavan

Geleitwort von Waltraut Kruse

Mit 107 Zeichnungen
und 28 Graphiken

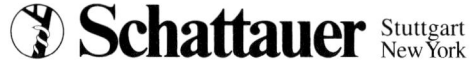 Schattauer Stuttgart
New York

Dr. Thomas Hegemann
ISTOB – Institut für Systemische Therapie
und Organisationsberatung e.V.
Sandstr. 41
80335 München

Für Johannes Asen, Bruce Cardew
und August Mensinck

Die Deutsche Bibliothek – CIP Einheitsaufnahme

Hegemann, Thomas: Familienmedizin für die Praxis / Thomas Hegemann ; Eia Asen ; Peter Tomson. Zeichn. von Bernard Canavan. Mit einem Geleitw. von Waltraut Kruse. – Stuttgart; New York : Schattauer, 2000
ISBN 3-7945-1978-7

© 2000 by F. K. Schattauer Verlagsgesellschaft mbH, Lenzhalde 3, D-70192 Stuttgart, Germany
Internet http://www.schattauer.de
Printed in Germany

Lektorat: Catrin Cohnen, Dr. Tilmann Kleinau
Zeichnungen: Bernard Canavan
Umschlagabbildung: Manuel Pinciroli
Umschlaggestaltung: Bernd Burkart
Satz: Fotosatz Sauter GmbH, Mittelmühlgasse 1, 73072 Donzdorf
Druck und Einband: Konrad Triltsch Druck- und Verlagsanstalt GmbH, Haugerring 5, 97070 Würzburg

Gedruckt auf chlor- und säurefrei gebleichtem Papier.

ISBN 3-7945-1978-7

Geleitwort

Die familienmedizinischen Reformen in den angelsächsischen Ländern und in den USA, die von der Bedeutung der Familie für Entstehung und Verlauf, aber auch für die Heilung des Patienten ausgingen, ließen auch bei uns den Ruf nach Familienärzten immer lauter werden. Mit dem Begriff „Familienarzt" soll deutlich gemacht werden, daß sich gute Therapiekonzepte nicht im Sinne einer Individuum-zentrierten Medizin allein auf einzelne Patienten, sondern stärker als bisher auf Familien konzentrieren müssen. Denn Symptome entstehen nicht nur durch Probleme einzelner, sondern stehen meist auch im Zusammenhang mit der Umgebungssituation, in der den Familienangehörigen im allgemeinen die bedeutsamste Rolle zukommt.

Die Vorerfahrungen des Familienarztes mit dem Patienten und seiner Familie – die „erlebte Anamnese" – prädestinieren ihn dazu, die Arzt-Patienten-Beziehung so zu verstehen und zu gestalten, daß sie als „Triade" erlebt wird, die die Familienangehörigen mit einbezieht. Beim Haus- und Familienarzt werden Symptome, Probleme und Störungen zuerst geäußert und erkannt. Hier erfährt der Patient die erste Unterstützung und Aufklärung; hier kann entschieden werden, welche weiteren Maßnahmen angezeigt sind. Triadische Ansätze unter Berücksichtigung der sozialen und familiären Beziehungen messen bei jedem der beschriebenen Schritte der bio-psycho-sozialen Dimension von Krankheit besondere Bedeutung zu. Vor allem in Lebenskrisen sind die Belastungen, die sich in den engen sozialen Beziehungen verbergen, oftmals ursächliche Faktoren für das Auftreten von Krankheiten. Hier wird deutlich, daß die familienärztliche Betreuung die verschiedenen Aspekte der familiären Wirklichkeit ebenso wie die gesellschaftlichen Einflüsse berücksichtigen muß. Dabei sollte sich der Hausarzt immer fragen: Inwieweit nehmen die gesellschaftlichen Gegebenheiten Einfluß auf die zwischenmenschlichen Beziehungen in der Familie, und inwieweit sind sie für die Entstehung oder Aufrechterhaltung von Krankheiten verantwortlich?

Balint hat als erster den Hausarzt als Mitglied im System Familie charakterisiert; er meinte, daß sich Hausärzte dieser möglichen Einflüsse bewußt sein sollten. Die Förderung der Sensibilität des Familienarztes für innerfamiliäre Prozesse bildet im Kontext der Krankheitsentstehung, des Krankheitsverlaufs und der Behandlung der Patienten nach Balint einen bedeutenden Inhalt ärztlicher Arbeit.

Dieses Buch beschreibt, wie Hausärzte und andere Ärzte mit Familien arbeiten. Kurze und praktisch orientierte Falldarstellungen helfen, Familienprobleme in einem neutralen und vertrauten Setting anzusprechen. Dieses Buch soll als Wegweiser und Ratgeber zum besseren Verständnis einer „erlebten Anamnese" dienen, wie sie eigentlich nur der Haus- und Familienarzt beschreiben kann. Dabei sind auch die graphischen Darstellungen der Familienstrukturen, wie die „Geno-gramme" und die „Familienkreise", hilfreich, um dem Patienten die eigenen Standpunkte, aber auch die der anderen aus der jeweiligen Perspektive nahezubringen. Außerdem wird auf erweiterte Konzepte der familienmedizi-nischen Arbeit aufmerksam gemacht, um die augenblicklichen Lebensumstände der Fami-lie und die Beziehungen zwischen den Gene-rationen, die das gesamte Familiengesche-hen beeinflussen, besser einbeziehen zu können.

Ich wünsche diesem Buch eine gute Reso-nanz und den Familienärzten viel Freude an der Arbeit mit ihren Patienten und deren Familien, damit unser Fachgebiet über eine allein somatisch orientierte Perspektive hin-aus weiterentwickelt werden kann.

Prof. Dr. med. Waltraut Kruse

Erste Vorsitzende der Vereinigung der Hoch-schullehrer und Lehrbeauftragten für Allgemein-medizin in der Bundesrepublik Deutschland, Leiterin des Lehrgebietes Allgemeinmedizin der Rheinisch-Westfälischen Technischen Hochschule Aachen

Vorwort

Dieses Buch haben wir als praxisorientierte Anleitung für Ärzte entwickelt, die sich eine Hilfestellung im Umgang mit gesundheitlichen Problemen wünschen, die „irgendwie" mit der Familie ihrer Patienten zu tun haben. In erster Linie dürften dies Kollegen sein, die sich als Hausärzte verstehen, ja vielleicht sogar als Familienärzte. Das Buch ist als methodenorientiertes Lehr- und Nachschlagewerk gedacht für die medizinische Praxis an der Schnittstelle zwischen der somatischen, psychischen und sozialen Dimension des Lebens. Unserer Erfahrung nach betrifft das in erster Linie Allgemeinmediziner, Internisten und Pädiater, letztlich aber auch alle anderen Fachkollegen, die mit den unterschiedlichen Dimensionen von Chronizität umgehen müssen.

Dieses Buch ist entstanden aus einer langjährigen Diskussion, zu der wir unsere Erfahrungen aus dem Bereich der hausärztlichen Praxis, der Balint-Arbeit mit hausärztlichen Kollegen, der systemischen Familientherapie und der therapeutischen Arbeit mit Problemfamilien sowie der ärztlichen und therapeutischen Weiterbildung einbringen konnten.

Doch dazu wollen wir uns zunächst kurz vorstellen:

E. Asen:

Ich stamme aus Berlin und habe dort Medizin studiert. Meine fachärztliche Weiterbildung habe ich danach in London gemacht, wo ich seither lebe und schwerpunktmäßig als Familientherapeut und Kinder- und Jugendpsychiater arbeite. Im *Marlborough Family Service, London,* habe ich eine Tagesklinik für Problemfamilien aufgebaut und bin heute der klinische Direktor und Ausbildungsleiter dieses Zentrums. Seit Jahren leite ich systemische Fort- und Weiterbildungen für die unterschiedlichen Berufsgruppen des Gesundheitswesens und habe einen Lehrauftrag für Familientherapie am *Maudsley Hospital and Institute of Psychiatry,* der renommiertesten psychiatrischen Forschungsstätte in England.

P. Tomson:

Ich habe 38 Jahre lang als *General Pactitioner* eine hausärztliche Gemeinschaftspraxis in Hertfordshire, einer Grafschaft im Einzugsgebiet von London, geleitet. Neben der eigenen klinischen Erfahrung kenne ich die Probleme der Kollegen aus langjähriger Leitung von Balint-Gruppen. Die Ausbildung dafür habe ich in den fünfziger Jahren noch bei M. Balint persönlich gemacht. Ich war Leiter und Prüfer im Rahmen der Facharztausbildung für Allgemeinmedizin des *Royal College of General Practitioners* in England und Honarprofessor für Allgemeinmedizin am *St. Bartholomew's Hospital* in London. Jetzt bin ich im Ruhestand und freue mich über die vielen Dinge, für die ich all die Jahre keine Zeit hatte, vor allem Pflanzen und meine 12 Enkelkinder.

T. Hegemann:

Ich bin niedergelassener Facharzt für Psychotherapeutische Medizin in München und Lehrtherapeut der *Systemischen Gesellschaft*. Wie E. Asen bin ich langjähriger Weiterbilder und Supervisor für die unterschiedlichen Berufe im Gesundheitswesen. Während meiner Tätigkeit in der Kinder- und Jugendpsychiatrie und der Jugendhilfe habe ich schwerpunktmäßig mit Problemfamilien gearbeitet. Ich habe in London in einer kinderpsychiatrischen Ambulanz gearbeitet und eine familientherapeutische Weiterbildung im *Marlborough Family Service* gemacht. Dort lernte ich meine Coautoren kennen, mit denen ich seither in einem fachlichen und freundschaftlichen Austausch stehe.

Wir, E. Asen und P. Tomson, haben über den Austausch über die Nützlichkeit familientherapeutischer Konzepte für die hausärztliche Arbeit die Grundlagen des in diesem Buch beschriebenen Ansatzes der praktischen Familienmedizin entwickelt, die sich gezielt an Hausärzte und andere Professionelle wendet, die Verantwortung für die gesundheitliche Grundversorgung tragen. Nachdem unser Ansatz durch unsere Schulungen und Publikationen im englischsprachigen Raum Anerkennung gefunden hat, entstand im Gespräch mit T. Hegemann die Idee, diesen Ansatz auch der deutschsprachigen Ärzteschaft bekannt zu machen. Aufbauend auf einer früheren englischen Veröffentlichung haben wir dieses Buch dann zu dritt für eine deutsche Leserschaft neu entwickelt.

Dabei leitet uns eine vierfache Absicht:

■ In erster Linie wollen wir möglichst direkt an Ihre praktischen Erfahrungen im hausärztlichen Alltag anknüpfen und auf Ihren Wunsch nach Optimierung Ihres beruflichen Handelns und Erweiterung Ihrer Verhaltensmöglichkeiten eingehen, den Sie mit dem Erwerb dieses Buches zum Ausdruck gebracht haben.

■ Zweitens möchten wir Ihnen eine „systemische" Sicht- und Vorgehensweise nahebringen, die wir angesichts einer wachsenden Komplexität von beruflichen Anforderungen, einer immer rascher zunehmenden Flut von Wissen und Information und eines beschleunigten Wandels von persönlichen und sozialen Beziehungen als besonders hilfreich zur Bewältigung von Beratungsaufgaben ansehen.

■ Drittens möchten wir zu einem entspannten Lernen einladen, das gleichzeitig „fehlerfreundlich" und verantwortlich sein sollte. Wir haben dazu unser Buch in einzelne Lernschritte gegliedert. Die Untergliederung in Beschreibungen, Empfehlungen, hilfreiche Fragen, Übungen und Selbstreflexionsangebote ermöglicht jedem Leser seinen eigenen Lernstil und sein eigenes Lerntempo. So freuen wir uns auch, hierfür B. Canavan gewonnen zu haben. Seine Zeichnungen laden zu einem „Neben-sich-Treten" ein.

■ Nicht zuletzt möchten wir einen Beitrag zur notwendigen Reform und Effizienzsteigerung der hausärztlichen Versorgung in unseren Ländern leisten. Eine von mehreren Entwicklungslinien könnte danach lauten: von der hausärztlichen zur familienärztlichen Medizin.

Bevor wir gleich in die Praxis einsteigen, ist es unser Wunsch, denjenigen zu danken, die durch besondere Anregungen und hilfreiche Kommentare ganz wesentlich zu dem (hoffentlichen!) Gelingen dieses Buches beigetragen haben. Es sind dies: Michael Fischer, Gert Gabriëls, Hilary Graham, Claudia Hiltner, Di Jelley, Cornelia Oestereich, Heiner Schuff, David Tomson, Mike Tomson und besonders unsere Lektoren Catrin Cohnen und Tilmann Kleinau.

Inhalt

Einführung

Was Ärzten Kopfschmerzen macht

Familie erleben die meisten Menschen sowohl als eine Quelle der intensiven sozialen Unterstützung als auch einer mehr oder weniger großen persönlichen Belastung. Die Familie hat Einfluß auf die Gesundheit jedes einzelnen, die wiederum auf die Familie zurückwirkt. Die Gesundheit der ganzen Familie wird ihrerseits von größeren Gemeinschaften wie Großfamilien, Nachbarschaften, Gemeinden oder der Gesellschaft als Ganzem beeinflußt, deren Teil sie ja ist – und alle Familien zusammen genommen haben wiederum Einfluß auf die Gesundheit der Gesellschaft.

Familien mit Krankheitssymptomen sind oft auch unglückliche Familien. Die relativ junge Disziplin der **Familienmedizin** widmet sich besonders den Beziehungen zwischen Krankheit, sozialem Umfeld und Lebensführung. Jeder, der mit den Problemen der gesundheitlichen Grundversorgung vertraut ist, weiß auch, daß sozial belastete Familien überdurchschnittlich krankheitsanfällig sind, und daß das traditionelle biomedizinische Modell deutliche Mängel bei der Langzeitversorgung chronisch Kranker und im Umgang mit Compliance-Problemen zeigt. Wir alle kennen nur zu gut die vielen Patienten, die immerzu neue Symptome in unterschiedlichen Teilen des Körpers (oder der Psyche) entwickeln, was dann immer neue Helfer auf den Plan ruft.

Diese Patienten hinterlassen beim einzelnen Arzt ein Gefühl der Frustration und den Wunsch nach neuen Methoden und „magischen" Einsichten, um überhaupt noch etwas bewirken zu können. Familienmedizin oder der **Familien-Ansatz**, wie wir ihn lieber nennen, bietet diesen „magischen" Common-Sense. Er schaut über den einzelnen Patienten, der seinen Arzt aufsucht, hinaus. Probleme werden nicht einfach als innerhalb eines Menschen liegend (quasi endogen) angesehen, sondern im Zusammenhang mit Personen und Umständen des Umfeldes. Symptome, wie andere Probleme auch, können durch Partner oder andere Familienmitglieder verstärkt oder unterhalten werden und auf diese Weise Teil einer Familienkrankheit sein. Häufig sind sich die beteiligten Familienmitglieder – einschließlich ihres Arztes! – nicht darüber im klaren, wie sehr sie in derartige Dynamiken verwickelt sind. Beispielsweise kann eine Familie es schwierig finden, zu akzeptieren, daß ein Alkoholiker, der immer wieder von neuem von seiner Frau aufgefangen wird, keinen Anlaß hat, von der Flasche zu lassen, solange sie ihr Verhalten nicht ändert. In anderen Fällen findet eine betroffene Familie es schwer, wahrzunehmen, daß ihr Kind Schwierigkeiten damit hat, seine Schmerzsymptomatik aufzugeben, solange es feststellt, daß die Eltern zu streiten aufhören, sobald sie sich gemeinsam Sorgen um seine Gesundheit machen. Auch

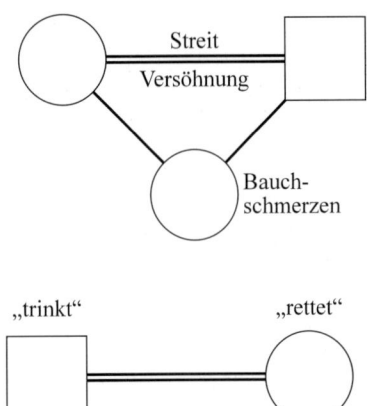

Familien, die sich damit schwer tun, zu sehen, daß sich ein selbstunsicherer Ehemann „besser fühlen" kann, wenn seine Frau depressiv ist, könnten hierfür ein Beispiel sein.

In diesem Buch wird nicht davon ausgegangen, daß diese Verhaltensweisen von Individuen, Paaren oder Familien frei gewählt werden. Es lädt dazu ein, bestimmte sich wiederholende und vorhersehbare Familieninteraktionen einmal unter der Perspektive von „Tänzen" zu sehen. Der Familien-Ansatz richtet seine Aufmerksamkeit auf mehr oder weniger gut einstudierte Verhaltensmuster, um sie unterbrechen zu können und um die Beteiligten einzuladen, mit neuen Schritten zu experimentieren. Auf diese Weise können seit langem bestehende Probleme neu betrachtet und verändert werden, was eine Reduzierung physischer und psychischer Symptome bewirken kann.

Dieses Buch ist als praktischer Führer gedacht, der Verantwortliche in der gesundheitlichen Grundversorgung in Theorie und Praxis des familienorientierten Ansatzes einführt. Es resultiert aus langjähriger Erfahrung in der Seminar- und Balint-Gruppen-Arbeit mit Haus- und Kinderärzten, Pflegepersonen, Sozialarbeitern und Gesundheitsberatern und basiert auf Ideen und Fertigkeiten, die diese Professionellen als besonders hilfreich für ihre tägliche Praxis bezeichnen. Ziel

dieses Buches ist es, Verantwortliche in der gesundheitlichen Grundversorgung zu befähigen, mit Problemsituationen, Problempatienten und Problemfamilien zu arbeiten, sowohl individuell als auch gemeinsam. Mit Familien zu arbeiten bedeutet letztlich, sich über längere Zeiträume hinweg in kooperative Beziehungen mit Familien einzulassen und dabei sowohl Behandlung als auch Vorsorge als Ziel im Blick zu behalten.

Der Familien-Ansatz

Unter Familie verstehen wir hier nicht nur die traditionelle Kernfamilie, sondern jede Gruppe, die sich gegenseitig unterstützt und fördert, sowohl emotional als auch physisch. Aus welchen Personen die aktuelle Familie momentan auch immer besteht, alleinerziehende Mütter, homosexuelle Paare, neu zusammengesetzte Familien, ausgedehnte Großfamilien oder Sippen etc. – fast jeder bezieht sich in irgendeiner Weise auf seine „Familie". Darüber hinaus hat jeder eine Ursprungsfamilie (sei sie durch Abstammung, Adoption oder anderes bedingt), und diese Familie hat einen Beitrag zur Gesundheit jedes einzelnen geleistet, sowohl auf genetischem wie auf emotionalem Gebiet. Unter dieser Annahme ist es verwunderlich, daß die Familie als Ressource für den einzelnen Patienten in der ärztlichen Praxis so wenig genutzt wird.

Der familienorientierte Ansatz basiert auf Ideen, die im Bereich der Systemischen Familientherapie im Laufe der letzten drei Jahrzehnte entwickelt wurden. Die ganze Familie in die Behandlung einzubeziehen ist zwar eine naheliegende, aber für die Allgemeinmedizin alles andere als selbstverständliche Idee. Physische und psychische Symptome in ihrem Kontext zu sehen erscheint aber nur allzu sinnvoll, wenn man sich vor Augen hält, daß alle Menschen in Beziehungen involviert sind, daß Krankheiten Einfluß auf Beziehungen nehmen und daß Krankheiten von den Reaktionen der wichtigsten Angehörigen stark beeinflußt werden. Wenn es Menschen nicht gelingt, bestimmte Beziehungsprobleme zu lösen, und wenn Symptome drohen, chronisch zu werden, scheint der Familien-Ansatz besonders hilfreich zu sein. Er kann aber in jeder Konsultationssituation mit Patienten und Klienten hilfreich sein. Besonders hilfreich ist der Familien-Ansatz bei den folgenden Patienten(-gruppen):

Patienten mit somatisch fixierten Störungen

Notorisch schwierig im Umgang, scheinen diese Patienten in der Praxis ausschließlich mit ihren Körpererscheinungen beschäftigt zu sein und bringen endlos unspezifische Klagen über eher geringfügige Beschwerden wie Müdigkeit, Schmerzen, Schwindel oder Verdauungsbeschwerden vor, von denen keine auf die angebotene Behandlung anspricht. Vielfachbesucher („Syndrom der dicken Akte"), die mit unspezifischen Symptomen in der Praxis erscheinen, sind eine Gruppe von Patienten, die vom Arzt viel Einsatz fordern und an seinen Kräften zehren. Man kann diesen Patienten helfen, indem man ihre Familie einbezieht, was ganz besonders zu Beginn einer „Patientenkarriere" vorbeugend wirken kann.

Vielfachbesucher

Eine „Überinanspruchnahme" von Dienstleistungen durch denselben Patienten stellt häufig ein großes Problem für Praxen und andere Gesundheitseinrichtungen dar. Auch können sich zwei oder mehr Familienmitglieder gleichzeitig oder nacheinander mit ähnlichen Problemen vorstellen. Wenn solch eine Krankheitsserie in kurzer zeitlicher Abfolge innerhalb derselben Familie auftritt, bekommen Ärzte leicht den Eindruck von „Ansteckung".

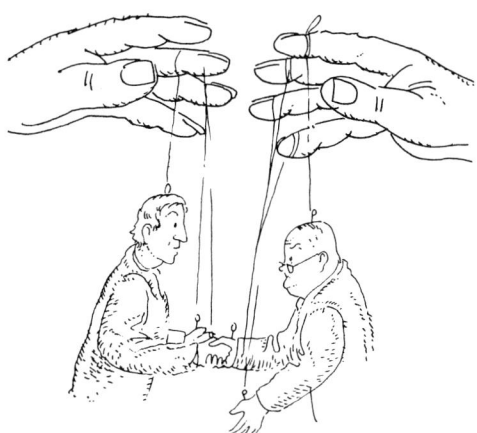

Gestatten, ich bin *Dr. Pro.* Die Autoren haben mich erfunden, damit ich darauf hinweise, wie hilfreich diese neuen Ideen sind.

Und ich bin *Dr. Contra.* Sie können sich sicher denken, was meine Rolle hierbei sein wird.

Ich hoffe, daß wir nicht zu sehr an unseren Rollen kleben werden; aber da wir zwei ja keine Familie sind, nehme ich das nicht an.

Sie wissen aus diesem Text, daß sich alle Beziehungen, eben nicht nur Familien, festfahren können. Wir haben uns hier an das Drehbuch zu halten und Teil des Systems zu werden.

Also, ich bin noch nie gerne Teil irgendeines Systems gewesen ... Ich möchte auch nicht gern ein Sprachrohr für andere werden.

Jetzt lassen Sie es uns doch einfach mal probieren! Danach können wir ja immer noch das System ändern!

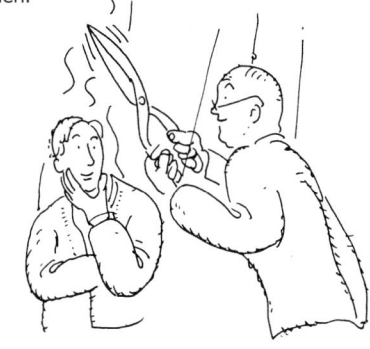

Patienten mit emotionalen Problemen

Patienten, die ihren Hausarzt wegen psychischer Probleme aufsuchen, geben häufig von sich aus nur eine interpersonelle Dimension ihres Problems an. „Familiendenken" bietet Patienten eine neue Perspektive an. Es hilft ihnen, ihr Problem im Kontext zu sehen. Auf diese Weise entdecken sie Bedeutungen ihrer Beschwerden und erhalten Anleitungen dazu, Partner, Eltern oder Freunde zu nutzen, um ihre Schwierigkeiten anzugehen.

Problemkinder

Hierbei handelt es sich um Kinder, die immer wieder wegen geringfügiger Krankheiten oder Verhaltensprobleme in medizinischen Einrichtungen vorgestellt werden. Der Familien-Ansatz hat sich dann als besonders hilfreich erwiesen, wenn Kinder, die wiederholt als „das Problem" vorgestellt werden, als Indikatoren für Familienbeschwerden erscheinen. Enuresis, Enkopresis, Verhaltensschwierigkeiten, Fütterungs- und Ernährungsstörungen sind häufige Erscheinungsformen. Es gibt auch Familien, deren Kinder wiederholt wegen Infekten der oberen Luftwege, Durchfall oder Erbrechen vorgestellt werden und die aus Erfahrungen nicht zu lernen scheinen. Familiendynamische Dimensionen zu ignorieren birgt in diesen Fällen das Risiko, Symptome zu kurieren, ohne auf die Wurzeln des Übels zu achten.

Familien in Krisen

Teams der gesundheitlichen Grundversorgung werden nicht selten aus Anlaß konkreter Krisen konsultiert: der Geburt eines Kindes, dem Tod eines Patienten, Suizidversuchen, oder dann, wenn Familien mehr oder weniger dramatisch zerbrechen. Professionelle Berater können von Einzelpatienten zu Hausbesuchen gebeten werden und finden dann unter Umständen die ganze Familie vor. Für effektive Hilfe im Umgang mit derartigen Krisen ist Gesprächserfahrung mit ganzen Familien eine notwendige Voraussetzung.

Suchtprobleme

Exzessiver Alkoholgenuß wie auch die Abhängigkeit von verschreibungspflichtigen oder illegalen Drogen stellen Probleme dar, deren Ursachen häufig in der Wohn- und Familiensituation der Betreffenden zu finden sind. Wiederholte Bitten um Krankschreibungen oder Verordnungen von Schmerz- oder Magenmitteln (vor allem an Montagen) sind häufige Warnzeichen. Der Familien-Ansatz berücksichtigt dies und zeigt, daß in diesen Fällen häufig eine Familienkollusion vorliegt und daß eine Veränderung der Mißbrauchsgewohnheiten die Einbeziehung der Partner oder Eltern erfordert.

Compliance-Probleme

Insbesondere bei chronischen Krankheiten wie Diabetes, Schizophrenie, Asthma, Epilepsie oder Eßstörungen zeigt sich die Compliance bei Medikamentenregimes häufig als ein Problem besonderer Art. Das Ansprechen der Compliance-Probleme und die Gewinnung der Familienmitglieder für die Mitarbeit können hier sehr nützliche Schritte sein.

All diese häufig zu beobachtenden Erscheinungsbilder sind Warnsignale und weisen den Arzt auf die Notwendigkeit hin, „einen Familienfokus einzunehmen". Den Familien-Ansatz zu nutzen ist letztlich nichts anderes als gesunder Menschenverstand, und viele Mitarbeiter im Gesundheitswesen experimentieren bereits mit diesem Modell. Dieses Buch beschreibt, wie Schritt für Schritt sowohl eigene konzeptionelle als auch praktische Fertigkeiten verbessert werden können, um familienorientiert vorzugehen und mit mehr als einer Person zu arbeiten. Es beginnt da, wo auch die meisten Konsultationen beginnen: Ein Patient erscheint und stellt ein schwieriges Problem vor. Schrittweise werden alternative Vorgehensweisen eingeführt, wie Symptome gesehen und hinterfragt werden können, und es werden Wege diskutiert, wie Familienmitglieder in einen Zusammenhang mit den vorgestellten Beschwerden gebracht werden können. Im weiteren werden in diesem Buch Methoden vorgestellt, wie mit Paaren und ganzen Familien gute Gespräche geführt werden können, und es werden einfache Familieninterventionen beschrieben. Wir haben großen Wert darauf gelegt, diese Methoden an Familiensituationen, wie sie im Praxisalltag vorkommen, anzupassen. Es werden viele praktische Hinweise gegeben und spezifische Techniken detailliert ausgeführt. Vorschläge, wie diese Fertigkeiten praktisch umgesetzt werden können, werden am Ende der meisten Kapitel im Form von Zielerarbeitungen und Hausaufgaben gemacht.

Der Familien-Ansatz geht davon aus, daß Menschen eine eigene persönliche Geschichte und jeweils eigene Probleme haben. Deswegen wird der Wert einer guten individuellen Anamnese, Untersuchung und Beratung keinesfalls in Frage gestellt. Diese werden hiermit lediglich um eine weitere wichtige Dimension ergänzt. Michael Balints Arbeiten bieten einen bedeutsamen Beitrag, um besser verstehen zu können, wie Patienten mittels Symptomen mit ihren Ärzten kommunizieren. Er bietet aber weniger praktische Hilfen für effektive Veränderungen. Den Familien-Ansatz zu nutzen bedeutet letztlich, Balints Arbeit um die praktische Dimension zu ergänzen, und ist ein Weg zur Integration eines somatischen, psychologischen und sozialen Ansatzes. Er legt weniger Wert darauf, die Vergangenheit neu zu sehen oder zu verändern, sondern die Gegenwart jetzt anzugehen und Dinge in der Zukunft anders zu machen. Er hat den Vorteil, Mitarbeitern der gesundheitlichen Grundversorgung zu helfen, die Probleme ihrer Patienten in einer frischen und nutzbringenden Weise neu zu „konzeptionalisieren". Dieses Buch

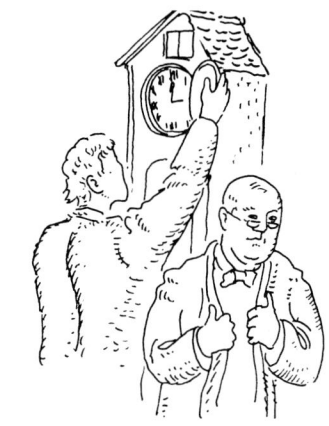

Als niedergelassener Arzt hat man wenig Zeit, und deswegen möchte ich schon bei der ersten Konsultation etwas herausfinden.

Sie haben sicher recht. Aber wäre es nicht auch gut, wenn man auch etwas über die Familie herausfinden könnte? Es ist ja nicht so, als gäbe es nur entweder körperliche oder psychische Beschwerden …

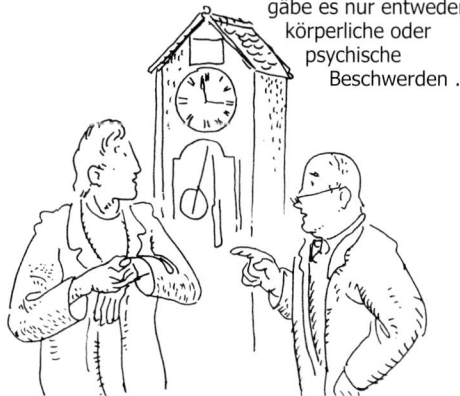

… sondern die Wahrheit ist, daß alle Krankheiten zugleich eine körperliche, seelische und soziale Dimension haben.

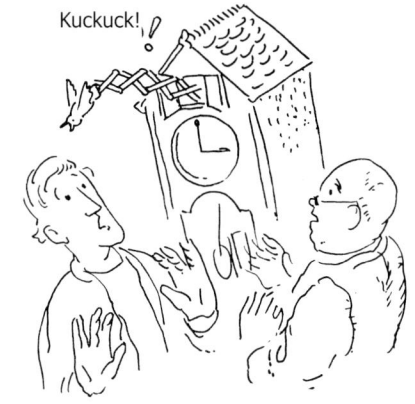

Kuckuck!

hat nicht das Ziel, Familientherapeuten auszubilden, auch wenn einige Leser sich vielleicht nach der Lektüre in dieser Richtung mehr wünschen. Für diesbezüglich Interessierte haben wir am Ende des Buches einige Adressen und Literaturhinweise angehängt. Die beschriebenen Ideen und Techniken sollen ohne weiteres Training umgesetzt werden können, auch wenn kein Zweifel daran besteht, daß durch geeignete Kurse diese Fertigkeiten verbessert werden können.

Deswegen ist dieses Buch als praktischer Führer für den täglichen Gebrauch in der Praxis oder in anderen Einrichtungen der Gesundheitsversorgung angelegt. Im Text werden alle Professionellen, seien es Haus- oder Kinderärzte, Pflegepersonen, Gesundheitsberater, Sozialarbeiter oder Psychologen, gemeinsam als Ärzte bezeichnet. Im allgemeinen haben wir Ärzte als „er" bezeichnet, auch wenn wir alle Kolleginnen hier mit einbeziehen. Es spiegelt unser eigenes Geschlecht wider, soll aber auch für sprachliche Einfachheit sorgen. Patienten können beiderlei Geschlechts sein. Der Familien-Ansatz impliziert eine Teilung von Macht und Einfluß zwischen Professionellen, Patienten und Familien im Gegensatz zu stereotypen Konzepten des allwissenden Experten. Es wird hier auch nicht der Versuch unternommen, menschliche Persönlichkeiten neu zu strukturieren, sondern es wird eher zur Selbsthilfe ermutigt durch Einbeziehung der ganzen Familie in die Behandlung – als eine Art Co-Therapeuten. Die Behandlung kann deswegen auch daheim und nicht nur in der Praxis erfolgen. Auf diese Weise werden durch den Familien-Ansatz Teile des Beziehungssystems erreicht, die durch andere Ansätze nicht einbezogen werden.

Das in diesem Buch vorgestellte Konzept wurde in England entwickelt und dann an die Bedingungen des deutschen Gesundheitswesens adaptiert, das in seinen Grundzügen deutliche Unterschiede aufweist. Bei der Überarbeitung wurde auf spezielle Eigenheiten des bundesdeutschen Gesundheitswesens, insbesondere die sich immer rascher verändernden Finanzierungsmodalitäten des Kassenarztwesens, nicht speziell Bezug genommen. Ziel der Überarbeitung für einen deutschsprachigen Leserkreis war es, die Grundzüge des Familien-Ansatzes Ärzten mit hausärztlichen Funktionen in unterschiedlichen Organisations- und Arbeitsformen vorzustellen und sie dazu einzuladen, diese Ansätze schrittweise an die Erfordernisse ihrer Patienten und ihrer Arbeitsmöglichkeiten anzupassen.

Wir wünschen Ihnen, liebe Leser, Spaß beim Lesen und Experimentierfreude beim Umsetzen. Am Ende ist Ihr Urteil gefragt. Ihre konstruktiven Verbesserungsvorschläge, die Sie in den Prozeß des Lesens und Lernens einbringen, sind ein wichtiger Beitrag zur Erprobung und Verbesserung des Familien-Ansatzes in der Allgemeinmedizin oder, wie wir ab jetzt sagen wollen: **Familienmedizin**.

1 Was Familien Kopfschmerzen macht

Was Patienten Kopfschmerzen macht

Fallbeispiel

Frau T. konsultiert ihren Hausarzt wegen seit sechs Wochen rezidivierender Kopfschmerzen. Sie hat erst kürzlich ihren Arzt gewechselt, da sie den Eindruck hatte, daß der vorherige ihr nicht helfen konnte. Sie erkennt zwar an, daß er sich sehr bemüht habe, eine organische Ursache auszuschließen, denn am Ende habe er sie sogar zu mehreren Neurologen geschickt, um fachärztlicherseits bestätigen zu lassen, daß ihr körperlich nichts fehle. Alle diese zahlreichen Untersuchungen hätten aber keine Erklärung für ihre Beschwerden gebracht. Der Vorschlag, einen Psychiater aufzusuchen, habe sie dann schließlich veranlaßt, sich einen neuen Hausarzt zu suchen. Dieser verfolgt jetzt einen familienorientierten Ansatz. Neu war erst einmal, daß er gemeinsam mit ihr ein Genogramm (Familienstammbaum) gezeichnet hat, um familiäre Krankheitsmuster herauszufinden, aber auch um nach familientypischen Umgangsweisen mit Krankheit zu suchen.

Schon während der ersten 10 Minuten dieses Gesprächs erinnert sich Frau T., daß ihre Mutter kurz nach ihrer Geburt, vor etwa 21 Jahren, etwas entwickelt hatte, das sie selbst als „Spannungskopfschmerzen" bezeichnete. Der neue Hausarzt fragt Frau T. danach, ob sie Zusammenhänge zwischen ihren Kopf-

Fallbeispiel (Fortsetzung)_____

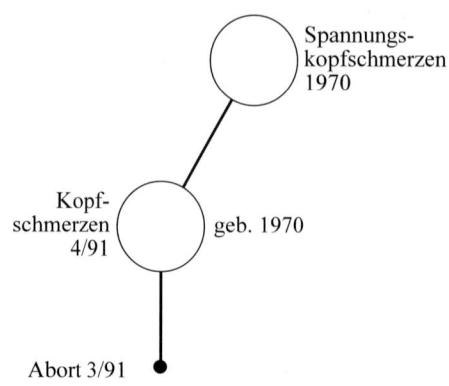

Spannungs-
kopfschmerzen
1970

geb. 1970

Kopf-
schmerzen
4/91

Abort 3/91

schmerzen und denen ihrer Mutter erkennen könne. Sie erinnert sich daraufhin daran, daß ihre Kopfschmerzen erstmals einen Monat nach einer Abtreibung aufgetreten sind. Der Hausarzt enthält sich weiterer Interpretationen und schlägt vor: „Vielleicht möchten Sie gelegentlich wieder vorbeikommen – mit oder ohne Ihre Mutter –, ich möchte es Ihnen selbst überlassen, zu entscheiden, ob das für Sie hilfreich wäre." Die Patientin will einen neuen Termin vereinbaren. Jetzt sind die Schmerzen nicht mehr allein ein Problem in ihrem Kopf, sondern sie stehen in einem Zusammenhang mit Ereignissen und Personen im Umfeld. Beim nächsten Mal bringt Frau T. ihre Mutter mit, und zu dritt beginnen sie zu diskutieren, wer und was bei jeder von ihnen Kopfschmerzen auslöst. Frau T.'s Kopfschmerzen sind zu Familien-Kopf-schmerzen geworden. _____

Es ist nicht selten, daß Kopfschmerzen der Patienten auch ihren Ärzten Kopfschmerzen bereiten, ganz besonders, wenn keine unmittelbaren Ursachen gefunden werden können. Die Richtungen, in denen Ärzte suchen, und der Aufwand, den sie dabei treiben, variieren beträchtlich. Ein Arzt, der sich nach seiner Assistenzzeit frisch niedergelassen hat, kann durch die zurückliegenden Erfahrungen mit schwereren stationären Fällen seine Aufmerksamkeit zu stark auf die Möglichkeit einer organischen Krankheit richten. Ärzte mit besonderem psychologischen Interesse werden wohl eher emotionale Ursachen vermuten. Gesundheitsberater, Sozialpädagogen oder Mitarbeiter sozialer Beratungsstellen, die häufiger Einblicke in Familiendynamiken haben, nehmen vielleicht als erstes soziale Ursachen an.

Unabhängig von eigenen Annahmen oder sogar Vorurteilen empfiehlt sich immer eine umfassende Abklärung der Vorgeschichte. Wie detailliert solche Erhebungen beim Erstkontakt ausfallen, hängt dabei von vielen Faktoren ab, nicht zuletzt von etwas, das man am ehesten als klinisches Gespür bezeichnen könnte. Berufserfahrung, Wissen über einzelne Patienten, aber auch eine ganze Reihe „weicher" Daten wie Erfahrung mit Patienten und ihren speziellen Lebensumständen, sicher auch Intuition und auf dieser basierende Vermutungen ergeben letztlich unser Gespür. Dem eigenen Gespür zu folgen entspricht guter ärztlicher Praxis, solange der Arzt aufmerksam bleibt für Bestätigung oder Widerlegung seiner eigenen Ideen und Hypothesen durch die Realität, und nicht sein Gespür für Wahrheit hält.

Der individuelle Gesprächsstil und die Persönlichkeit jedes einzelnen Arztes sind weitere bedeutsame Aspekte jeder Konsultation. Art und Stil der eigenen Fragen werden in bestimmtem Maße die Antwort des Patienten beeinflussen, die wiederum Einfluß darauf nimmt, wie der Arzt die Kommunikation weiterführt. Auf diese Weise werden Arzt und Patient zu einem interagierenden System.

Das Behandlungssystem

Die Mehrzahl der Patienten kommt mit körperlichen Beschwerden, und der Arzt wird abzuwägen haben, in welchem Maße er diesen nachzugehen hat. Wenige Patienten bestehen darauf, daß ihr Blutdruck gemessen wird, das Herz abgehört oder der Augenhintergrund gespiegelt wird. Die körperliche Untersuchung ist aber für viele Patienten ein Zeichen dafür, daß ihre Beschwerden ernst genommen werden. Sie bietet dem Arzt auch eine gute Gelegenheit, weiter nach Hinweisen zu suchen, wenn er ahnt, daß das vorgestellte Problem eine „Familiendimension" haben könnte. In den meisten Fällen erfolgt diese Suche über Fragen, von denen einige Ihnen als Leser anfänglich verwirrend vorkommen mögen. In Kapitel 2 haben wir dazu für Sie eine ausführliche Fragenübersicht zusammengestellt.

Wichtige Fragen sind:

- Wer in Ihrer Familie weiß von Ihren Kopfschmerzen?
- Inwiefern betreffen Ihre Kopfschmerzen andere Familienmitglieder?
- Wen kümmern sie am wenigsten?
- Wer oder was kann die Kopfschmerzen lindern?
- Können Sie selbst etwas zur Verminderung der Schmerzen tun?
- Zu Kindern: Wenn Deine Schmerzen zu Dir sprechen könnten, was würden sie sagen?

Diese oder ähnliche Fragen dienen dazu, auf den Kontext, in dem die Kopfschmerzen auftreten, gleichsam durch die Hintertür hinzuweisen. Der Arzt impliziert damit nicht, daß er die Schmerzen als nicht real oder „psychologisch" bedingt ansieht, sondern er regt den Patienten dazu an, sie im größeren Zusam-

Bewußt, unbewußt, unterbewußt – also, ich habe immer Schwierigkeiten mit diesen Konzepten gehabt. Viele unserer Denkprozesse laufen unter der Oberfläche ab und können offengelegt werden ...

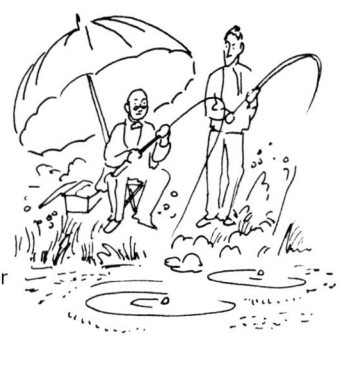

Ja, wenn man eine unterschiedliche Sichtweise einnimmt oder sich die Dinge in einem neuen Licht anschaut. Was glauben Sie, wie sich unser Verhältnis ändern würde, wenn ich Sie ab jetzt „Papa" nenne?

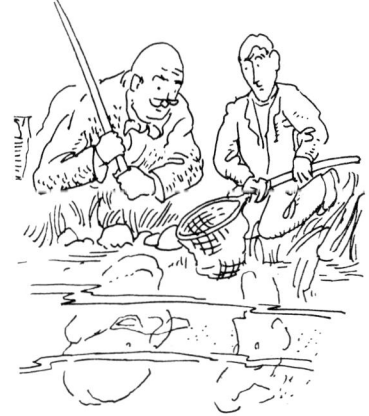

Also bitte – ich kann kein vernünftiges Gespräch mit Ihnen führen, wenn Sie dauernd solche absurden Fragen stellen. Sie sind ja schlimmer als mein dreijähriger Sohn!

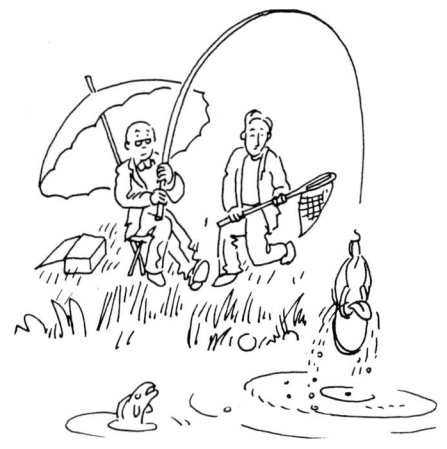

menhang zu sehen und darauf zu achten, in welchem Maße die Schmerzen andere Menschen und diese wiederum die Schmerzen selbst beeinflussen. Der Arzt ermutigt also den Patienten letztlich dazu, die eigenen Coping-Strategien zu erforschen. Manchmal wird er sogar soweit gehen, zu fragen:

> Haben Sie selbst eine Vermutung, warum Sie diese Kopfschmerzen haben?

Häufig führen diese Fragen Patienten dazu, darüber laut zu reflektieren, was zu einem weiteren Austausch führen kann. Patienten können aber auch scharf reagieren, was dann so klingt:

> Nein, ich weiß es nicht, Sie sind doch der Arzt! Wenn ich es wüßte, wäre ich nicht hergekommen: Sie sind doch ein Experte, oder?

Diese Antwort hält viele Ärzte davon ab, weiter zu fragen. Es gibt aber durchaus Möglichkeiten, das Gespräch an dieser Stelle weiterzuführen:

> Sicher bin ich das; aber manchmal haben Patienten so ihre eigenen Ideen, und die können hilfreich sein.

Angenommen, der Arzt kann nichts Körperliches bei seinem Patienten finden. Er hat den Eindruck, daß der Patient etwas möchte, und er hat auch das Gefühl, daß er dem Patienten etwas anbieten muß. Anstatt ein Placebo zu verschreiben, könnte er auch eine Aufgabe stellen:

> Ich kann jetzt keinen körperlichen Grund für Ihre Beschwerden finden, aber das bedeutet nicht, daß es keinen gibt. Kopfschmerzen sind trickreich, und sie können

durch alle möglichen Dinge verursacht werden, einschließlich Streß und Sorgen. Ich schlage Ihnen vor, ein Tagebuch über Ihre Kopfschmerzen zu führen, für jeden Tag, wann Sie auftreten, wie lange sie dauern, was sie leichter oder schlimmer macht. Wenn Sie dann in einer Woche wieder zu mir kommen, können wir dieses Tagebuch gemeinsam durchgehen.

Dies ist nicht nur eine hilfreiche Methode, um Zeit zu gewinnen. Das „Rezept", **sich auf das Symptom zu konzentrieren**, ist selbst sehr effektiv. Erstens fördert es nützliche Informationen für den Arzt zutage, der dadurch überprüfen kann, ob seine Annahmen bestätigt werden oder nicht. Weit wichtiger ist, daß der Patienten angeleitet wird, zu einem Erforscher seiner eigenen Beschwerden und Schmerzen zu werden, und damit zu einem Kooperationspartner im Diagnostik- und Behandlungsprozeß. Ausgestattet mit neuen Informationen kommt er dann beim nächsten Mal in die Sprechstunde und kann zusammen mit dem Arzt eher einen Sinn in den erhobenen Daten erkennen. Der Patient ist also nicht nur ein passiver Rezipient eines Diagnostik- und Behandlungsprozesses, sondern wird zu einem aktiven Teilnehmer. Der Prozeß der Selbstbeobachtung und die Erforschung des Beginns, der Dauer und der Umstände der Symptome hilft Patienten, wichtige Zusammenhänge herzustellen. Wenn Ihre Patientin zurückkommt und Ihnen erzählt, daß die Kopfschmerzen immer abends um halb neun auftreten, dann, wenn ihr Mann ins Wirtshaus geht, gibt es nicht mehr viel, was Sie als Arzt erklären müssen! Wenn Sie jedoch zusätzlich erfahren, daß sie zu dieser Zeit große Mengen Schokolade ißt, dann müssen Sie Ihre Annahmen revidieren und über Ursachen und Effekte aus einer neuen Perspektive nachdenken.

Die Familie als System

Familien können als Systeme betrachtet werden:

Fallbeispiel_____

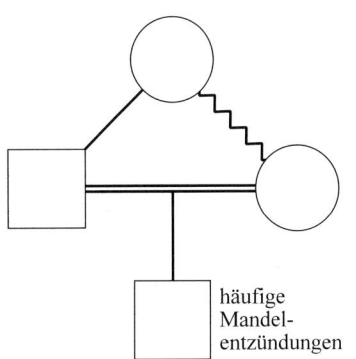

häufige Mandelentzündungen

Wenn der 9jährige Michael eine Tonsillitis hat und nicht zur Schule gehen kann, dann muß die Familie mit einer Mini-Krise umgehen. Da beide Eltern arbeiten, steht die Entscheidung an, wer von ihnen daheim bei Michael bleibt. Die Eltern können sich die Kinderbetreuung teilen, oder sie können aushandeln, daß ein Elternteil die Familienversorgung übernimmt. Vielleicht werden sie auch daran denken, Oma zu bitten, bei Michael zu bleiben. Das aber könnte Michaels Mutter zu riskant erscheinen, da sie schon immer Bedenken hatte, ihre Schwiegermutter könne das Feld nicht mehr räumen, wenn sie nicht mehr länger benötigt wird. _____

Familien befinden sich, wie alle anderen biologischen und sozialen Systeme, gewöhnlich in einem Zustand labiler Homöostase, der durch Krankheiten irritiert werden kann, ebenso wie auch durch Zuwachs oder Verlust eines Mitglieds oder auch durch viele andere Stressoren. Angesichts einer Krise bleibt ihnen gar nichts anderes übrig, als sich zu verändern und sich neuen Situationen anzupassen. Es gilt also, familiäre Rollen neu auszuhandeln, besonders in Fällen, in denen sich der Ablauf des Familienlebens drastisch ändert. Die homöostatischen Tendenzen von Familien können notwendigen Veränderungen entgegenstehen, und oft genug wirken die gewählten Lösungen, um die alte Balance wiederherzustellen, gerade dem intendierten Ziel entgegen. Das sind die Zeitpunkte, zu denen ein oder mehrere Familienmitglieder dekompensieren und bei ihrem Hausarzt auftauchen. Wir finden die Annahme nützlich, daß Familienprobleme nicht nur aus dem Verhalten einer Person resultieren, sondern davon abhängen, wie die Mitglieder eine Familie miteinander interagieren oder umgehen. Das Handeln einer Person wirkt sich auf alle anderen aus, so daß Kettenreaktionen entstehen Solche Kettenreaktionen tendieren dazu, sich nach vorhersagbarem Muster zu wiederholen. Die Beobachtung, wie jedes Familienmitglied zu diesem Zusammenspiel von Familienereignissen beiträgt, wie diese Muster beginnen und aufrechterhalten werden, all das sind nützliche Informationen, um solche verheerenden Kreisläufe zu unterbrechen.

Familien unterscheiden sich beträchtlich in der Art, wie sie sich organisieren. Es gibt sowohl persönliche wie auch kulturelle Unterschiede, und es ist für den Arzt wichtig, Familien und ihren (ungeschriebenen) Regeln respektvoll zu begegnen. Familien sind hochkomplexe Systeme mit zahlreichen Untergruppen, die sich innerhalb der Kernfamilie und auch in ihrer Beziehung nach außen hin bilden. Die meisten Familien sind keine statischen Einheiten, sondern formieren sich unterschiedlich zu unterschiedlichen Zeiten, mit mehr oder weniger hoher Flexibilität. So gibt es Situationen, in denen ein Elternpaar als Mann und Frau, zu anderen Zeiten aber solche, in denen es als Eltern operiert. Manchmal bilden die Kinder eine Untergruppe, die sich gegen die Eltern „verschwört". Zu anderen Zeiten bilden sich generationenübergreifende Untergruppen, wie Mutter-Großmutter oder Kind-Großvater, die zeitlich begrenzte oder dauerhafte Allianzen bilden, mit mehr oder weniger positiven Rückwirkungen auf die Familiendynamik.

Einige Familien scheinen in sehr engen Symbiosen zu leben: Sie wirken stark ineinander **verstrickt**, so daß nur geringe Differenzierungen zwischen Eltern und Kindern erkennbar sind und wenig hierarchische Strukturen sowie wenig privater Raum für die einzelnen Familienmitglieder existieren. Wenn beispielsweise Herr und Frau Schmidt bedeutende Entscheidungen vor sich herschieben und ihre 6- und 4jährigen Söhne um Rat fragen, so entsteht der Eindruck, daß die Abgrenzung der elterlichen Untergruppe praktisch nicht existiert, da die Kinder in die Entscheidungsposition gebracht werden. In den daraus resultierenden, mehr oder weniger chaotischen Interaktionen trägt dann niemand mehr Verantwortung.

Im anderen Extrem gibt es **distanzierte** Familien mit mehr oder weniger rigiden bis undurchlässigen Grenzen um die Eltern, die, wie die sprichwörtlichen Viktorianer, ihre Kinder auf Distanz halten. Die meisten Familien dagegen liegen irgendwo dazwischen, mit sowohl verstrickten wie distanzierten Kommunikationsmustern, die dann zu bestimmten Gelegenheiten oder Zeiten auftreten. Von klassisch verstrickt bis distanziert – das ist ein Spektrum, aber nicht das einzige Spektrum von Kommunikationstypen, nach dem sich Familien organisieren.

Der Familien-Ansatz berücksichtigt, daß Familien ganz unterschiedliche Methoden haben, wie sie ihr Zusammenleben organisieren. Keine der Methoden ist gut oder schlecht. Diesem Ansatz entsprechend kann man durch ein Verständnis dafür, wie das Verhalten jeder Person durch die ganze Familiengruppe beeinflußt wird, verhindern, für eine Seite Partei zu ergreifen. Die Probleme einer Person in einem Kontext zu sehen, ist wie das Ausprobieren verschiedener Schritte in einem **„Familientanz"**. Wenn eine Person ihre Schritte verändert, müssen die anderen sich auch in irgendeiner Weise verändern: Der Tanz als Ganzes kann also durch jedes der Mitglieder verändert werden. Man braucht ja mindestens zwei Personen, um Tango zu tanzen, in den meisten Familien sogar mehr. Bei einigen dieser „Familientangos" werden auch Helfer mit einbezogen, zum Beispiel Haus- und Kinderärzte, Sozialarbeiter, Lehrer, Pfarrer und andere. Eine Person allein kann keine Interaktion mit sich selbst vollbringen. Es gibt immer jemanden, der ein bestimmtes Verhalten initiiert oder verstärkt. Zwischen Familienmitgliedern ist demnach ein Wechselspiel erforderlich, um Konflikte am Laufen zu halten, auch wenn dies oft nicht bewußt oder freiwillig geschieht.

„kann nicht entscheiden"   „verantwortlich"
Herr Schmidt   Frau Schmidt

Durch die Familienlinse schauen

Sich in eine Familie hineinzudenken verlangt, Probleme und Symptome in den Zusammenhängen zu sehen, in denen sie auftreten. Es bedeutet nicht, daß der Arzt ständig die ganze Familie vor sich sehen muß: Es ist durchaus möglich, gute Familienarbeit mit nur einer Person im Sprechzimmer zu leisten. Die Familienlinse zu benutzen meint, Patienten zu helfen, ihre Symptome und sich selbst in einem größeren Rahmen zu sehen: dem ihrer Familie oder anderer wichtiger Personen. Anstatt die Perspektive auf die eigene Person und die Beschwerden „drinnen" zu beschränken, werden Patienten ermutigt, neben sich zu treten und eine Außenperspektive einzunehmen. Es ist etwa so, wie wenn man bei einer Kamera das Teleobjektiv durch ein Weitwinkelobjektiv ersetzt. Mit diesem wird das Beobachtungsfeld erweitert, das vorher auf ein einzelnes Objekt fixiert war.

Wir setzen uns hier nicht dafür ein, sofort jedes Symptom in einem größeren Zusammenhang zu sehen und dadurch die Details zu vernachlässigen. Im Gegenteil, es ist uns wichtig, daß vorgestellte Probleme sorgfältig beobachtet werden, damit entscheidende Hinweise nicht übersehen werden. Doch es ist offensichtlich, welche Gefahren in einer verengten Sicht liegen: Man kann nicht erkennen, was außerhalb passiert. Der **Zoomlinsen-Ansatz** unterscheidet sich davon – er ist auf die Umgebung orientiert, dynamisch und wartet nicht auf das Licht am Ende des Tunnels. Dieser Ansatz ermöglicht, ein Symptom sowohl sorgfältig aus der Nähe zu betrachten, als auch in einem größeren Zusammenhang, in dem es auftritt, ob das jetzt eine Familie, andere bedeutsame Beziehungen, eine bestimmte Nachbarschaft oder eine (Sub-)Kultur sind. Es handelt sich um einen Ansatz, der Flexibilität erlaubt durch die Eröffnung neuer Perspektiven und Rahmen, aus und in denen die Patienten und ihre Symptome gesehen werden können. Dieser Zoomlinsen-Ansatz erlaubt es, flexibel zu bleiben und die Lage der Patienten neugierig und zugleich interessiert zu betrachten.

Mit Familien Verbindung aufnehmen

Im allgemeinen hat das Interesse des Arztes positive Effekte für seine Patienten: Durch gemeinsames Suchen nach Zusammenhängen zwischen den Symptomen und ihrer eigenen Lebenssituation beginnen die Patienten von selbst, ihre Symptome, sich selbst und die ihnen nahestehenden Personen in Frage zu stellen. Dies ist eine nützliche Veränderung der eigenen Sichtweise, denn Krankheiten und Probleme nehmen Einfluß auf die ganze Familie. Was auf den ersten Blick wie ein individuelles Problem aussieht, hat eben auch eine Familiendimension. Patienten im Kontext ihrer Familie zu behandeln ist die logische Konsequenz daraus.

Fallbeispiel

Herr L. leidet unter rezidivierenden Schmerzen in mehreren Körperregionen. Seine anfangs recht besorgte Frau wird seiner ständigen Klagen überdrüssig. Herr L. hat zunehmend das Gefühl, daß sie sich nicht mehr um ihn kümmert. Seine Beschuldigungen wiederum irritieren sie immer mehr. Die Kinder ergreifen die Partei ihres Vaters, wodurch sich Frau L. unverstanden fühlt: Sie wird depressiv. Dies wiederum löst Mitgefühl bei den Kindern für ihre Mutter aus, wodurch bald eine Situation entsteht, in der sich die Kinder um beide Eltern kümmern. Sie fühlen sich immer mehr durch die Symptome ihrer Eltern eingeschränkt und werden in der Schule verhaltensauffällig.

Diese Spannungen werden noch komplizierter durch die wohlmeinenden Interventionen einer sich aufopfernden Schwiegermutter. Durch ihr Engagement in der Familie ihrer Tochter fühlt sich der Großvater vernachlässigt; er sucht seinen Hausarzt auf und klagt dort über eher mäßige Rückenschmer-

Fallbeispiel (Fortsetzung) _____

zen, weswegen sich die Großmutter wiederum schlecht fühlt ... und so weiter und so weiter ... _____

Sich dem familientherapeutischen Ansatz zuzuwenden bedeutet nicht, Familien vorzuwerfen, sie wären die Ursache für die Krankheiten, auch wenn die Familien die Bühne darstellen, auf der sich das Leiden abspielt. Der Familien-Ansatz ist weniger daran interessiert, einen Verantwortlichen oder eine Ursache für dysfunktionelles Verhalten einer Person zu finden, sondern eher daran, Veränderungen einzuleiten. Er geht davon aus, daß es für viele Fälle ganz unterschiedliche Ursachen und Anlässe geben kann, und davon, daß es, sobald es zu menschlicher Interaktion kommt, eine „Huhn-oder-Ei"-oder eine zirkuläre Kausalität gibt, wie diese: Ist Frau X so depressiv, weil Herr X ständig an ihr herumnörgelt, oder nörgelt er so, weil sie so depressiv ist?

Zu dem Zeitpunkt, zu dem wir Patienten zu Gesicht bekommen, ist es in den meisten Fällen nicht möglich, herauszufinden, was sich woraus entwickelt hat. Ärzte, die „in Familien" denken, beschäftigen sich weniger damit, die Ursache eines Leidens herauszufinden, sondern damit, Familien und deren Mitgliedern zu helfen, neue Lösungen zu finden und zu akzeptieren, daß es für alles mehrere Gründe gibt und letztlich für diese Gründe weitere Gründe, und so weiter. Wie in anderen Branchen der Medizin auch, ist es häufig unmöglich zu sagen, warum eine bestimmte Person (und keine andere) zu einer bestimmten Zeit eine Lungenentzündung bekommen hat. Trotzdem hindert diese Erkenntnis einen guten Arzt nicht daran, ein geeignetes Antibiotikum zu verschreiben oder eine andere notwendige medizinische Maßnahme einzuleiten.

Viele Ärzte sind sehr gut darin ausgebildet, Pathologisches zu finden und Hypothesen über die zugrunde liegenden Fehlfunktionen zu entwickeln, dann die dazu notwendigen Untersuchungen einzuleiten, dann die vorherigen Hypothesen zu bestätigen oder zu verwerfen und schließlich die notwendige Behandlung einzuleiten. Das „medizinische" Modell lokalisiert Pathologie traditionell innerhalb einer Person. Das interaktionelle, familiensystemische Modell sieht Probleme als zwischen Personen entstehend an. Diese beiden Ansätze schließen sich durchaus nicht

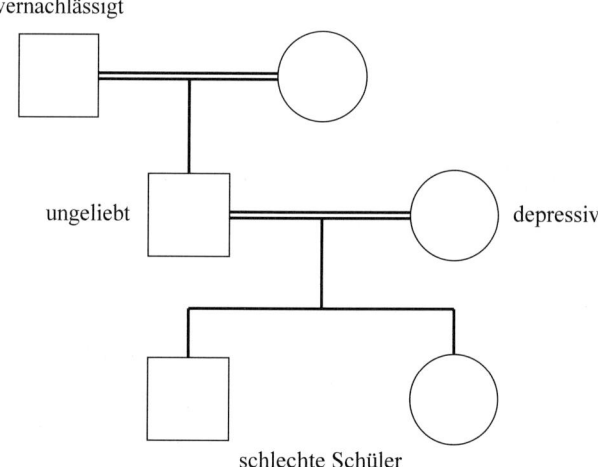

aus. Im Gegenteil, sie ergänzen sich. Wir alle sind selbstverständlich das Produkt genetischer und konstitutioneller Faktoren, Erfahrungen der Vergangenheit, physischer und sozialer Faktoren, und so weiter. Und doch kann wenig Zweifel daran bestehen, daß unser aktuelles Verhalten und unsere Probleme auch in einem engen Zusammenhang mit den Bedingungen unserer psychischen und sozialen Umwelt stehen. Klinische Untersuchungen sollten deswegen alle diese Aspekte berücksichtigen, die der Vergangenheit und die der Gegenwart. Dies bedeutet, gleichzeitig an zwei Fragen interessiert zu sein; nicht nur an der Frage: „Was ist damals passiert?", sondern auch an der Frage: „Was passiert jetzt?"

Verantwortung teilen

In welcher Weise Ärzte Aspekte der Vergangenheit und der Gegenwart ansprechen, variiert in erheblichem Maße und hängt stark von ihrer Ausbildung ab. Es ist leicht zu verstehen, daß ein Arzt erst einmal mit einem medizinischen Ansatz beginnt – schließlich ist es das, was er gelernt hat. Aber wenn sich eine Exploration zu eng an einem medizinischen Fokus orientiert, geht man das Risiko ein, daß die Patienten sich am Ende als eine Reihe von Symptomen, eine Ansammlung von Organen oder ein Untersuchungsobjekt sehen. Diese Interaktionsform zwischen Ärzten und Patienten mag durchaus das sein, was Patienten erwarten, und auf einer bestimmten Ebene scheint es auch weniger bedrohlich für alle Beteiligten zu sein. Patienten sind für gewöhnlich ausreichend darin geübt, die vorgegebenen Weisheiten ihres Arztes nicht in Frage zu stellen. Vielleicht sind sie auch dankbar für eine „medizinische Antwort" – möglichst kurz und möglichst lateinisch –, aber ist diese auch immer hilf-

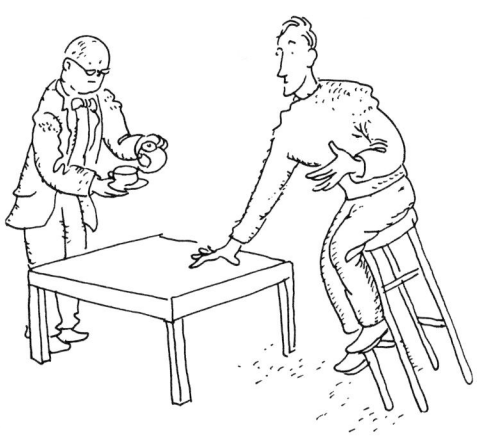

Muß ich hier eigentlich jedermanns persönliche Probleme lösen?

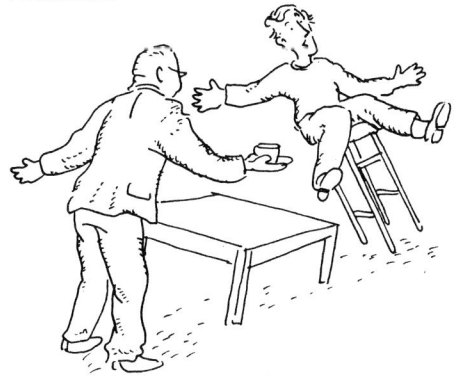

Wenn Sie mir zustimmen würden, hätte ich wahrscheinlich bald ein neues. Jemand hat einmal gesagt, daß es unsere Aufgabe als Ärzte ist, Depressionen in ganz alltägliche Traurigkeit zu verwandeln.

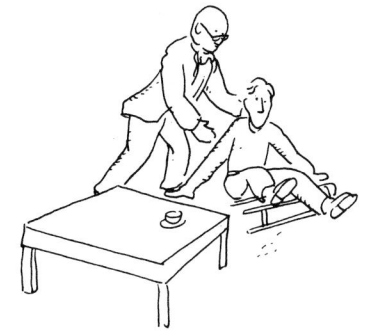

Vielleicht sollte es eher unser Job sein, einige der Symptome unserer Patienten zu einer Familienangelegenheit zu machen?

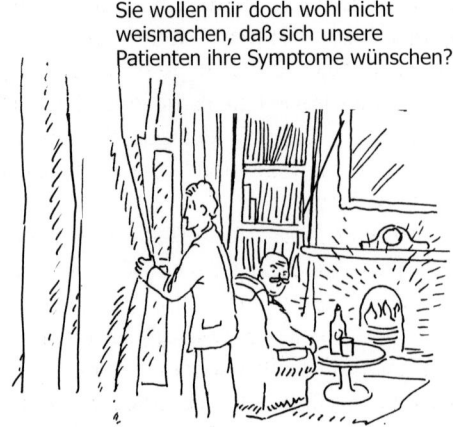

Sie wollen mir doch wohl nicht weismachen, daß sich unsere Patienten ihre Symptome wünschen?

Nun, lassen Sie es mich so sagen: Für manche Menschen mag es leichter sein, ihre Symptome zu ertragen, als eine neue Konfrontation zu riskieren, zum Beispiel ...

Ich kenne da einen Mann, der stundenlang immer neue brilliante Ideen entwickelt, die er sich alle eher kaputt-reden läßt, als sich der Alternative zu stellen ...

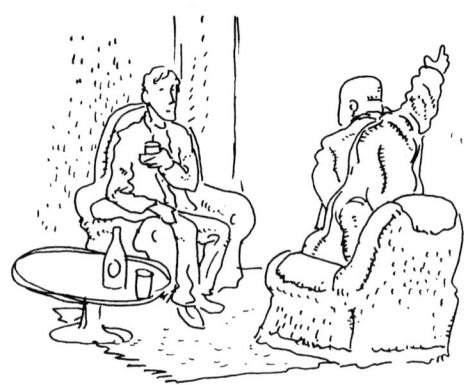

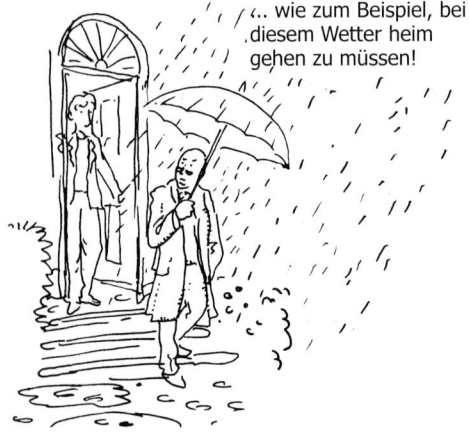

.. wie zum Beispiel, bei diesem Wetter heim gehen zu müssen!

reich? Patienten brauchen das Gefühl, daß ihre physischen Beschwerden unter medizinischen Gesichtspunkten ernst genommen werden, aber genauso brauchen sie das Gefühl, von ihrem Arzt als Mensch mit sozialen und psychischen Bedürfnissen gesehen zu werden.

Patienten kommen gewöhnlich, weil sie nach Hilfe suchen. Einige Ärzte reagieren darauf, indem sie ihren Patienten rasch „erklären", was mit ihnen nicht stimmt. Wer wollte ihnen einen Vorwurf daraus machen? Vor allem wollen Patienten „Antworten", und wenn man ihnen klare Antworten geben kann, gibt es keinen Grund, ihnen diese vorzuenthalten. Es ist wichtig, eigenes Wissen den Patienten eindeutig mitzuteilen. Es gibt aber ebenso Situationen, in denen es hilfreicher für Patienten ist, etwas für sich selbst zu entdecken, anstatt es erklärt zu bekommen. Einige Ärzte reagieren darauf, indem sie Interpretationen anbieten, wie: *„Es ist nicht überraschend, daß Sie bei Ihrem Familienhintergrund depressiv reagieren"*, oder: *„Es scheint ja, als wäre Ihr Mann wie Ihr Vater."* Sobald Patienten aber glauben, daß ihr „magischer" Arzt sie besser kennt als sie sich selbst, werden sie sehr leicht abhängig von der „Droge" Arzt und kommen ständig wieder, um sich immer neue Rezepte oder Ratschläge verschreiben zu lassen. Was diesen recht intimen Bereich interpersoneller Beziehungen betrifft, ist eine behutsamere Vorgehensweise nützlich, die Patienten hilft, eigene Erklärungen vorzubringen, auch dann, wenn dies mehr Zeit erfordert. Auf diese Weise wird der Arzt zu einer Art Katalysator, der Patienten dabei hilft, Sichtweisen und Positionen zu verändern, in der für sie passenden Zeit und auf die für sie passende Weise. Wir haben ja bereits hervorgehoben, wie wichtig es für Hausärzte ist, Annahmen zu haben und einige davon auch mit den Patienten zu teilen, so daß beide, Arzt und Patient, miteinander einen gemeinsamen Suchprozeß beginnen können.

Symptome und ihre Funktionen

Symptome haben nicht nur Ursachen, sondern auch Funktionen. Dies bedeutet, daß sie durchaus nützlich und nicht nur lästig sein können. Kopfschmerzen beispielsweise können bei Ehekonflikten ein willkommener Besucher sein, der die Erlaubnis erteilt, sich nicht zu sehr zu involvieren und vor Auseinandersetzungen zurückzuziehen: *„Es tut mir leid, jetzt kann ich darüber nicht reden, ich habe zu arge Kopfschmerzen."* Und tatsächlich – Familienmitglieder können ihr Verhalten ändern und gelegentlich auch anpassen, da der Partner ja so „krank" ist. So könnte man sagen, daß die Kopfschmerzen die Funktion haben, eheliche Probleme zu mildern und die Ehe zu stabilisieren. Trotzdem kann sich der Partner nach einiger Zeit auch immer mehr durch die häufigen Kopfschmerzen gestört fühlen, wodurch dann neue Probleme entstehen. Die Kopfschmerzen sind für die Patienten spürbare Wirklichkeit, auch dann, wenn sie ihrem Partner „nur psychologisch" erscheinen, als ob psychisch bedingte Schmerzen weniger real als körperliche wären. Auseinandersetzungen darüber, wie schlimm die Dinge geworden sind, können sich daraus zwischen den Partnern ergeben und die Nachfrage nach einem „ärztlichen Rat" notwendig erscheinen lassen. Die Kopfschmerzen einer Patientin bekommen dann im Kontext des Sprechzimmers einen Sinn: Sie sind ihre Eintrittskarte zu einem anteilnehmenden Zuhörer, zumindest zu einem anteilnehmenderen als ihrem Mann. Also Vorsicht! Wenn Sie Schmerzen zu schnell kurieren, nehmen Sie Ihrer Patientin die Möglichkeit, in Ihnen einen anteilnehmenden Zuhörer zu finden. Es kann sein, daß sie dann neue Wege sucht, um sich Sie als sympathischen Helfer zu erhalten; beispielsweise durch Entwicklung neuer Symptome oder durch plötzliche unerklärbare Rückfälle. „Sympathische Ohren" können ganz gute Lösungen sein, die Patienten helfen, die Belastungen ihres Lebens zu meistern; sie können aber auch zu eigenen Problemen werden, wenn Patienten danach förmlich süchtig werden.

Der Familien-Ansatz beinhaltet die Anwendung eines **zirkulären** anstelle eines linearen Ursache-Erklärungs-Modells, **zirkulär** im Sinne von „sich gegenseitig bedingend": Jeder Teil des Familiensystems nimmt kontinuierlich Einfluß auf alle anderen Teile. Nicht nur ein Teil des Kreises, sondern das vorherrschende Muster der Beziehung wird zum Fokus der Beobachtung. Fragen wie diese haben dabei den Zweck, das Beobachtungsfeld zu erweitern und den Blick auf die Kontextbedingungen des Symptoms zu lenken:

- Warum tritt die Krankheit gerade jetzt auf?
- Wer leidet am meisten unter den Folgen der Krankheit?
- Wer leidet am wenigsten unter den Folgen der Krankheit?
- Was würde geschehen, wenn sich der Patient erholt?
- Welche positiven Effekte haben die Symptome auf die Beteiligten?

Sich solche Fragen zu stellen und darauf Antworten zu finden ist nicht immer leicht. Spekulationen über mögliche Antworten sind wichtig. Um diese hervorzurufen, könnten Sie vielleicht einige der folgenden „Hausaufgaben" machen:

Tips für Leser

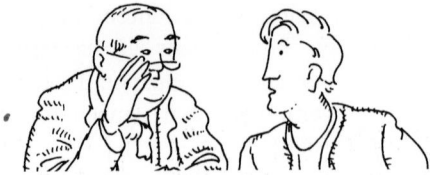

Stellen Sie sich zwei Patienten vor, die Sie recht gut kennen und die eher unspezifische Symptome bieten. Beim nächsten Mal, wenn Sie sie sehen, tun Sie folgendes:

- Finden Sie genau heraus, wann die Symptome erscheinen und welche Interaktionen zu dieser Zeit stattfinden.
- Finden Sie heraus, wie die Symptome die Familienmitglieder beeinflussen, und wie diese die Symptome beeinflussen.

- Fassen Sie Ihre Ergebnisse nach der Verabschiedung der Patienten für sich zusammen und spekulieren Sie über die Funktion der Symptome für die Familie und für die einzelnen Mitglieder.
- Bitten Sie Ihre Patienten, ein Tagebuch zu führen, in dem sie festhalten, wann die Symptome auftreten, wer dann anwesend ist und welche Vermutungen sie darüber haben, wie ihre Familienmitglieder davon beeinflußt werden.
- Kommen Sie mit Ihren Patienten über ihre Ergebnisse ins Gespräch.

2 Gemeinsam die Welt durch Fragen entdecken

Fragen

Es gehört zum Standard ärztlicher Praxis, jede Untersuchung mit Fragen zu beginnen. Ärzte verbinden damit die Hoffnung, daß die Anworten mehr Licht auf das vorgestellte Problem werfen werden. Die häufigsten Fragen: *Was? Warum? Wann? Wer? Wie?* sollen dazu dienen, eine Diagnose und die sich daraus ergebenden Behandlungsschritte zu sichern. Auf das Feld der Familienmedizin angewandt, betreffen diese Fragen die folgenden Bereiche:

Was ist das vorgestellte Symptom? Was ist das Spezielle an diesem Symptom? Was ist seine Funktion? Was ist der Kontext des Symptoms? Was geschieht, wenn das Symptom auftritt? Was geschieht, wenn es ausbleibt?

Warum gibt es dieses Symptom? Warum jetzt? Warum zeigt sich dieses Symptom in dieser besonderen Weise? (der physische, psychologische oder soziale Grund für das Auftreten des Symptoms)

Wann tritt das Symptom auf? Wann hat es begonnen? Wann wird es schlimmer? Wann wird es besser?

Wer hat das Symptom oder Problem? Wer ist anwesend, wenn das Symptom auftritt? Wer kann es bessern? Wer kann es schlimmer machen? Wer ist in welcher Weise von dem Symptom betroffen?

Wie betrifft das Symptom die Familie? Wie betrifft die Familie (oder wie betreffen andere) das Symptom?

Derartige Fragen zu stellen, wird den klinischen Blick schärfen und die Formulierung von Arbeitshypothesen erleichtern. Der Arzt

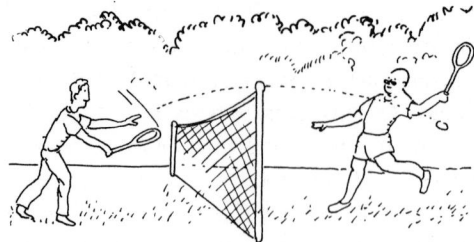

Fragen, nichts als Fragen!
Patienten wollen doch
Antworten! Warum sind
Sie so wild darauf, Fragen
zu stellen?

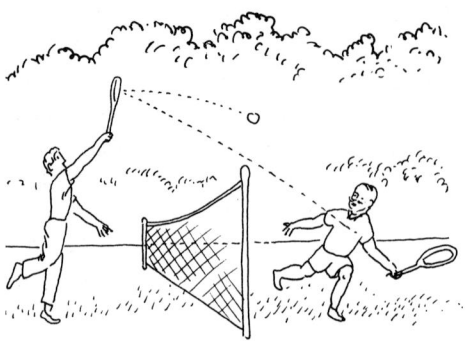

Aber Sie haben doch
gerade selbst eine
Frage gestellt, und
gerade dadurch hat sich
bei mir etwas
verändert.

Aber oft ist es doch so,
daß die Patienten die
Anwort tief drinnen
wissen und erst unsere
Fragen ihnen helfen, die
notwendigen Zusam-
menhänge für ihr Leben
herzustellen. Würden
Sie das so akzeptieren?

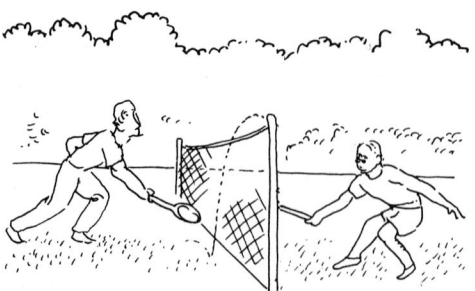

Gut, ich akzeptiere
diese Frage!

Spiel, Satz und Sieg
also?

kann sich diese Fragen und mögliche Antworten „im Kopf" zurechtlegen und einige
davon auch seinen Patienten direkt stellen,
um sie in einen Prozeß der Selbst-Erfor-
schung, der Selbst-Diagnose und der Selbst-
Hilfe zu involvieren. Dies wird sicher nur
dann effektiv sein, wenn die Fragen so
gestellt werden, daß sie nicht in erster Linie
dem Arzt, sondern dem Patienten neue
Informationen bieten, so daß er zu Gedanken eingeladen wird, die für ihn bisher
undenkbar schienen. Ein derartiger Frageprozeß lädt Patienten dazu ein, ihre Probleme unter einer neuen Perspektive zu
betrachten. Denn die Dinge neu zu sehen
und darüber nachzudenken, wie sie „jetzt"
oder in der Zukunft verändert werden können, ist ein äußerst praktischer Ansatz.

Als Ärzte werden wir von Anfang an dazu
ausgebildet, Hypothesen zu formulieren und
weiterzuentwickeln, um sie dann entsprechend unseren Untersuchungsergebnissen
zu bestätigen oder zu verwerfen. Die Patienten erwarten auch von uns, daß wir ihnen
schnelle Antworten anbieten. So wundert es
nicht, daß sich viele von uns unter dem ständigen Zeitdruck gezwungen fühlen, vorschnelle Lösungen anzubieten. Solche
Lösungen, die reichen können von: „Reißen
Sie sich mal zusammen" bis zu ausgefeilten
Erklärungen darüber, „warum sich Patienten
gerade jetzt so fühlen", führen meistens nicht
sonderlich weit, auch wenn sie erst einmal
kurzfristige Erleichterung versprechen (häufig genug aber eher für den Arzt als für die
Patienten). Trotzdem kommen die Patienten
meist eher früher als später wieder, um weitere „Ratschläge" abzuholen, und das so
lange, bis dem ausdauerndsten Arzt schließlich die Ideen oder die Geduld ausgehen. Die
Praxis, vorschnelle Ratschläge zu geben,
basiert letztlich auf der Annahme, daß es
Menschen mit irgendeiner Anwort besser
geht als mit keiner, da sie ja letztlich deswegen gekommen sind. Dieses Vorgehen ignoriert die banale Lebenserfahrung, daß es auf

viele Fragen keine oder zumindest keine schnellen Antworten gibt. Schlimmer noch, es bringt die Patienten um die Möglichkeit, eigene Antworten für sich selbst zu suchen und zu finden.

Zusammengefaßt kann man sagen: Fragen dienen der Findung von Diagnosen und der Formulierung von Hypothesen, und sie führen in erweiterte Kontexte ein. Die Einführung sorgfältig formulierter Fragen kann deswegen häufig therapeutisch sinnvoller sein als das Anbieten von „Antworten", da sie Feedback-Schleifen aktivieren.

Feedback-Mechanismen

Die Überprüfung von Feedback-Mechanismen ist ein wichtiges Vorgehen auf dem Weg zu passenden Fragen. Patienten reagieren meistens positiv auf Fragen nach ihrer Person und ihren Gefühlen. Die Antworten weisen dann den Weg zu weiteren Fragen, die wiederum zu weiteren Antworten führen, und so fort. Fragen zu stellen und Antworten darauf zu provozieren ist ein interaktiver Ansatz, der Feedback-Prozesse fördert. Dazu bieten sich zwei Feedback-Typen an:

Inhaltsbezogene Feedbacks

Was die Patienten tatsächlich sagen, ist zweifellos eine sehr wichtige Information und bedarf aufmerksamen Zuhörens. Es hilft dem Arzt, seine Hypothesen zu verifizieren oder zu verwerfen. Dies führt zu neuen Wegen und hilft, alternative Hypothesen zu formulieren, die auf den bisherigen Feedback-Prozessen basieren. Arzt und Patient können auf diese Weise ganz neue Wege einschlagen.

Prozeßbezogene Feedbacks

Die Art, wie Patienten antworten, gibt wichtige Hinweise, auf die der Arzt seinerseits reagieren kann. Zurückhaltung, Ärger oder die Weigerung, auf bestimmte Fragen zu antworten, bieten Hinweise darauf, daß diese Fragen Lebensbereiche berühren, die für die Patienten heikel sind und einer besonders sensiblen Herangehensweise bedürfen. Entsprechende Reaktionen können auch bedeuten, daß die angesprochenen Themenbereiche schmerzhaft, bedrohlich oder ganz einfach irrelevant sind.

Sich bei solchen Feedback-Prozessen auf der Empfängerseite zu sehen, kann aber für Ärzte eine Reihe Probleme aufwerfen: Wie sollen sie mit dem „Widerstand" der Patienten gegen spezielle Themen umgehen? Dafür gibt es eine Reihe unterschiedlicher Möglichkeiten:

■ Ärzte können (für sich) das Vermeidungsverhalten der Patienten bemerken und sich dafür entscheiden, die angeschnittenen Themen bis auf weiteres zu meiden.

■ Ärzte können sich aber auch dafür entscheiden, diesen Themen gezielt nachzugehen und entsprechend weiterzufragen, zum Beispiel so:

Ich habe den Eindruck, daß dies eine unangenehme Frage für sie ist. Meinen Sie, daß Ihnen ein Gespräch darüber weiterhelfen könnte?
Hätten Sie etwas dagegen, wenn ich auch schwierige und persönliche Fragen anspreche?

Zu welcher dieser beiden unterschiedlichen Optionen der Arzt greift, hängt von einer Reihe unterschiedlicher Faktoren ab: Wie gut kennt er den Patienten? Wie sicher fühlt er sich mit der Handhabung der emotionalen Reaktionen? Wie belastbar erscheint ihm dieser Patient? Wieviel Zeit steht ihm zur Verfügung? etc. Im Rahmen einer vertrauensvollen und belastbaren Beziehung, die sich über Jahre (oder Minuten) entwickelt haben kann, kann es durchaus das Beste sein, prozeßbezogene Feedbacks aufzunehmen und unmittelbar unbequeme Bereiche anzusprechen, etwa so:

> Sie sehen immer so traurig aus, wenn wir auf Ihren Vater zu sprechen kommen. Woran könnte das liegen?

Es ist mehr als wahrscheinlich, daß dadurch Zusammenhänge mit dem vorgestellten Problem hergestellt werden können. Trotzdem können zeitliche Einschränkungen Ärzte dazu nötigen, beim Bemerken der *Büchse der Pandora* diese Beobachtung zurückzustellen, bis bei einer weiteren Vorstellung bessere zeitliche Umstände ein vorsichtiges Sich-Öffnen erlauben. Wenn Ärzte zu zwanghaft an diesen Fragen hängen, können sich Patienten auch zu Rückfragen ermuntert fühlen:

> Wieso fragen Sie eigentlich ständig mich? Könnten Sie das nicht besser meinen Mann fragen?

Unter solchen Bedingungen ist es wichtig, sich nicht in eine Konfrontation zu verwickeln, sondern eine eher bescheidene Position zu den eigenen Fragen einzunehmen:

> Für mich hat sich das bewährt; ich wollte Sie nur besser verstehen; aber wenn Sie sich damit nicht wohl fühlen, hören wir besser damit auf. – Das ist eine gute Idee: Ich sollte wirklich Ihren Mann fragen. Da er aber jetzt nicht hier ist, ... hätten sie etwas dagegen, wenn ich Sie danach frage, was er wohl antworten würde? Sie müssen darauf nicht antworten, wenn Sie nicht wollen oder diese Frage zu schwierig finden.

Nicht selten veranlassen erst diese Fragen die Patienten, ihrem Arzt die Erlaubnis zur weiteren Explorationen zu geben, weil man ihnen damit eine Wahlmöglichkeit läßt.

Fragen und ihre Möglichkeiten

Frageprozesse können sehr weitreichende Konsequenzen haben, wenn sie darauf abzielen, Patienten und ihre Familien dazu einzuladen, sich und ihr Leben in einem neuen Licht zu sehen. Die Patienten werden dadurch ermutigt, andere Personen in ihrer Beziehung zu sich selbst zu sehen und darüber zu spekulieren, wie sie von anderen gesehen werden. Das ermöglicht ihnen, eine Außenperspektive wahrzunehmen und diese mit der eigenen Wahrnehmung zu vergleichen. Dies kann hilfreich sein, um neue Verbindungen herzustellen und darüber nachzudenken, was man in der Zukunft anders machen kann. Es handelt sich also um eine Interviewmethode, die „schlummernde" Informationen freisetzt und darauf abzielt, Personen dazu zu befähigen, ihrer eigenen Lebenssituation einen neuen Sinn zu geben. Wenn diese sich dann ergebenden Informationen nicht nur für den Arzt, sondern in erster Linie für die Patienten und ihre Familien „neu" sein sollten, wird dieser Frageprozeß einen großen therapeutischen Einfluß haben – er wird selbst zu einer Intervention. Patienten und ihre Familien, die zum Arzt kommen, stellen im allgemeinen eine „Geschichte" ihres Problems vor. Grundsätzlich kann man dabei zwei Arten, wie dies geschieht, unterscheiden: Oft handelt es sich um eine ganz reale Geschichte, die „wie in Stein gehauen" wirkt und in der Menschen, Ereignisse oder Probleme wie „aneinandergekettet" erscheinen (z. B.: *„Er ist einfach so, weil er einen gewalttätigen Vater hatte und nie gelernt hat, etwas zu teilen!")*. Als Alternative kann aber auch eine Geschichte vorgebracht werden, die einem wie eine zufällige Ansammlung von Personen und Umständen vorkommt, die beziehungslos nebeneinander stehen, irgendwie willkürlich. Solche Geschichten, die auf mehr oder weniger fixierten Glaubenssystemen beruhen, in Frage zu stellen, verhilft dazu, neue Geschichten zu erfinden. Spezifische, gezielte Fragen können es Familien erlauben, über ihr Leben und ihre Problemgeschichten zu reflektieren, was ihnen dann hilft, diese neu zu interpretieren und neue Lösungen zu entdecken. Diese als **reflexiv** bezeichneten Fragen (also Fragen, die die Patienten dazu einzuladen, über sich und andere zu reflektieren, um so Haltungen und Verhaltensweisen zu überdenken) ermöglichen es Individuen und Familien, ihre Familiengeschichte quasi neu zu schreiben. Zusammenhanglose und zufällige Ereignisse können in neuen Zusammenhängen gesehen und fixierte Skripten aufgeweicht werden. Solche reflexiven Fragen müssen von Ärzten so konstruiert werden, daß sie sich auf die vom Patienten gegebenen Informationen beziehen. Die Methode, Fragen mit Hypothesen zu verbinden, schafft ein zielgerichtetes und kohärentes Interviewmuster, in dem die Fragen auf die zu erwartenden Antworten abgestimmt werden, die dann selbst wieder zu weiteren Fragen führen. Aus diesem Grund wird dieser Prozeß als **Zirkuläres Fragen** bezeichnet. Es basiert auf Feedback-Schleifen.

Zirkuläre Fragen können auch mit nur einer anwesenden Person angewendet werden, obwohl sie sich mit mehreren Familienmitgliedern als noch effektiver erwiesen haben. Jeder anwesenden Person kann dann dieselbe Frage gestellt werden, wobei die Unterschiede in den Anworten bemerkt und auch kommentiert werden sollten. Solche **triadischen** Fragen erweisen sich als besonders nützlich, wenn jede Person aufgefordert wird, die Gedanken, das Verhalten und die Beziehungen der anderen Familienmitglieder zu interpretieren. Die Familienmitglieder kommen dann gar nicht umhin, auf die Annahmen ihrer Angehörigen über ihr eigenes Denken, Fühlen und Verhalten zu reagieren.

Im folgenden möchten wir ein Liste möglicher Fragen vorstellen, von denen Sie nicht alle gleichzeitig einsetzen müssen. Einige kommen Ihnen sicher ganz unpassend vor, andere fallen Ihnen vielleicht wieder ein, wenn Sie das nächste Mal mit Ihren Patienten sprechen.

Beispiele für zirkuläre Fragen

Problem- und symptomorientierte Fragen

Ziel: eine Definition des Problems und kontextuelle Reaktionen erreichen

Was ist das Problem? Wann hat es begonnen?

Wem ist das Problem/Symptom zuerst aufgefallen? Wem danach? Wem als letztes?

Was ist Ihre Erklärung für das Symptom/Problem?

Was ist die Erklärung Ihres Partners, Ihrer Mutter, Ihres Vaters, Ihrer Kinder?

Was tun Sie, damit bei Ihren Angehörigen der Eindruck entsteht, Sie hätten ein Symptom?

Wie reagieren Ihre Angehörigen auf das Symptom? Wer macht was?

Wie sprechen Sie mit ihnen darüber? Inwiefern betrifft das Symptom Ihre einzelnen Angehörigen?

Wenn das Symptom auftritt, wer reagiert darauf am schnellsten? Was sagt er/sie dann?

Was passiert dann als nächstes? Wie reagieren Sie dann darauf? Was passiert daraufhin, und wie reagieren Sie dann?

Denken Ihre Angehörigen, Sie seien krank oder nur unbeherrscht? Reden sie jemals darüber? Angenommen, sie würden darüber sprechen, wie würden Sie dann darauf reagieren?

Wie kommen Ihre Angehörigen zu der Annahme, Sie könnten sich auch anders verhalten?

Welche Hinweise haben Sie selbst dafür? Was denken Ihre Angehörigen noch so über Sie, worüber sie niemals sprechen? Wie reden sie in Ihrer Abwesenheit über Ihr Problem/Symptom?

Was könnten Sie machen, um darüber mehr zu erfahren?

Angenommen, Sie wollten das herausfinden, was wären die Reaktionen? Angenommen, Sie wollten die Ansichten Ihrer Angehörigen darüber verändern, was müßten Sie dazu tun?

Hilfe-Fragen

Ziel: Herausfinden, wer wozu Hilfe wünscht, und Bedenken der Folgen

Wer in Ihrer Familie wünscht sich am meisten Hilfe, wer am wenigsten?

Was ist Ihre Erklärung für diese Unterschiede?

Wer ist am meisten, wer am wenigsten beunruhigt?

Wie sind Sie zu dem Entschluß gekommen, mich um Hilfe zu bitten?

Mit wem haben Sie wie über diese Themen gesprochen? Wie haben die anderen darauf reagiert?

Was wäre geschehen, wenn Sie sich nicht entschlossen hätten, zu mir zu kommen?

Angenommen, Sie wären nicht gekommen – was hätten sie statt dessen gemacht?

Erleichtert die Tatsache, daß Sie zu mir gekommen sind, das Gespräch mit Ihren Angehörigen oder nicht?

Wie denken Ihre Angehörigen wirklich über Ihren Besuch bei mir? Was denken sie, was hier geschieht?

Wer unterstützt Ihren Besuch bei mir am meisten, wer am wenigsten?

Was würde geschehen, wenn hier nichts Hilfreiches gefunden würde?

Was würde geschehen, wenn das Problem nach Ihrem Besuch wieder verschwände?

Veränderungsfragen

Ziel: die Implikationen und Konsequenzen von Veränderungen herausfinden

Woran würden Sie merken, daß es Ihnen besser geht?

Was müßte geschehen, damit Sie das Gefühl haben, es wird besser?

Welche Beobachtungen würden Sie dann machen?

Wie würden Ihre Angehörigen bemerken, daß es Ihnen besser geht?

Was wäre ein erstes Zeichen für Verbesserung?

Wie würde sich dann die Beziehung zu Ihren Angehörigen verändern?

Wer wäre am meisten, wer am wenigsten von einer Besserung Ihres Zustands betroffen?

Angenommen, Sie wären in der Lage, Ihre Symptome absichtlich zu produzieren – was müßten Sie dazu tun? Wie würden Sie das ganz konkret machen?

Wie würden Ihre Angehörigen reagieren, wenn sie davon wüßten?

Welche Hilfe wäre nötig, bevor sich etwas ändern würde?

Beziehungsfragen

Ziel: auf Beziehungen, Kommunikation und Interaktion in der Familie genauer achten

Wie sehen Sie die Beziehung zwischen X und Y?

Was denken Sie, wie X seine/ihre Beziehung zu Y sieht?

Wie erklären Sie sich die unterschiedlichen Sichtweisen zu dieser Beziehung?

Angenommen, X säße hier und würde unser Gespräch hören, was würde er/sie dazu sagen, und wie würden Sie darauf reagieren?

Wer steht Vater und Mutter am nächsten? Wer kommt dann? Wer ist am distanziertesten?

Wer von Ihren Angehörigen würde das ebenso sehen wie Sie, wer unterschiedlich?

Was müßte geschehen, damit sich das ändern würde?

Hat es schon Zeiten gegeben, in denen das anders war?

Was war sonst noch anders, nachdem die Veränderung eingetreten ist?

Wer hat am meisten unter Krankheit, Geburt, Tod eines Familienmitglieds gelitten, wer am wenigsten?

Wer kann X oder Y am meisten aufmuntern, wer am meisten deprimieren?

Wann fühlen Sie sich am meisten als Tochter, Mutter, Ehefrau, Liebhaberin? Was geschieht dann? Wer ist daran beteiligt?

Wer ist darüber am meisten beunruhigt, wer am wenigsten?

Hypothetische Fragen

Ziel: die Implikationen unterschiedlicher Szenarien und hypothetischer Situationen überdenken

Angenommen, Sie wären seltener daheim, wie würden Sie und Ihre Angehörigen dann miteinander auskommen?

Wenn eines der Kinder sich dafür entscheiden würde, auch als Erwachsener bei den Eltern zu bleiben, wer wäre das am ehesten?
Wenn es Sie gar nicht gäbe, wie wäre dann die Ehe Ihrer Eltern?

Wenn X oder Y sich plötzlich verändern würden, was würde dann geschehen?

Angenommen, Y hätte keine Probleme mehr, wer würde dann Vater oder Mutter näher kommen?

Angenommen, X würde sich hier äußern, was würde Y dann sagen? Wie würden Sie dann darauf reagieren?

Sie haben ja schon Erfahrungen mit Ärzten und anderen Helfern gesammelt. Was müßte ich tun, damit diese Beratung zum Mißerfolg wird?

Angenommen, Ihr Partner wäre jetzt bei allen diesen Gesprächen dabei ... Wie würde er sich dann äußern? Würden Sie dem zustimmen?

Angenommen, Sie würden Ihrem Partner sämtliche Verhandlungen mit Ihrer Mutter übertragen und er würde diese Verantwortung auch übernehmen, wie würde das Ihre Symptome verändern?

Wollen Ihre Patienten nicht wissen,
warum Sie soviel fragen?

Warum?

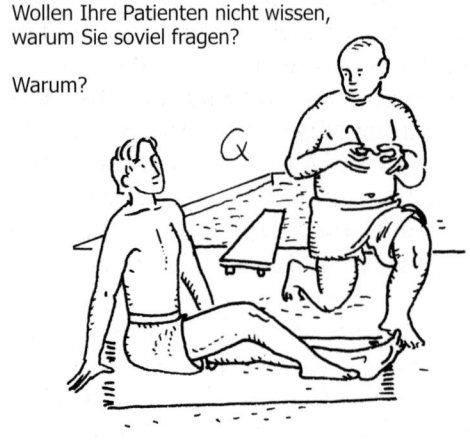

Angenommen, Sie würden darauf bestehen, daß Ihr Sohn auszieht und daß Ihr
Mann mehr Zeit mit Ihnen verbringt. Welchen Effekt hätte das auf Ihre Symptome?
Angenommen, Ihre Mutter würde noch
leben – wie würde sie die Probleme, die
Sie mit Ihren Kindern haben, einschätzen?

Diese lange Liste mag Sie erst einmal über-
wältigen. Einige Fragen, besonders die hypothetischen, mögen Ihnen auch irgendwie
provokativ vorkommen. Wir denken, daß
Ärzte auch auf den richtigen Augenblick warten müssen, um sie stellen zu können. Viele
dieser Fragen stellen Vergleiche wie „am meisten" und „am wenigsten" an. Auch wenn die
genaue Wortwahl beliebig sein mag, sollten
Patienten dazu ermutigt werden, Unterschiede in den Ansichten, Verhaltensweisen
und Reaktionen der Menschen zu suchen
und auch zu finden. Auf diese Weise beginn-
en sie, die eigenen Glaubenssysteme und
die der einzelnen Familienmitglieder daraufhin zu überprüfen, inwieweit sie einen Bezug
zu den Symptomen haben. Eine Reihe der
vorgestellten Fragen sind triadisch in dem
Sinne, daß sie Patienten einladen, über
Beziehungen zwischen zwei Personen aus
der Perspektive einer dritten nachzudenken.
Weiterhin stellen diese Fragen willkürliche
Szenarien vor (z. B.: „Was würde geschehen,
wenn X etwas Bestimmtes zu Y sagen
würde?"), die dann zu unvorhersagbaren

Weil meine Patienten
Antworten wollen, und
nicht nur Fragen!

Warum?

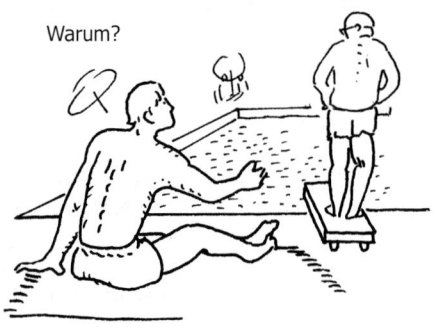

Warum? Warum? Warum?
Warum? ... Sie machen mich
verrückt mit Ihrem ewigen
„warum"!

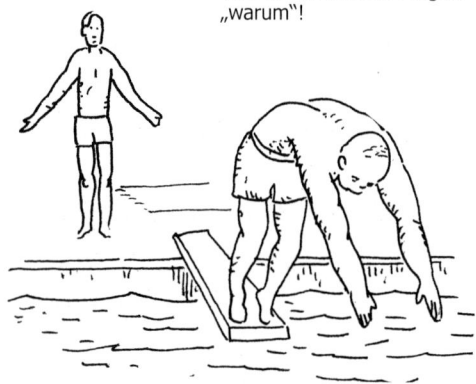

Wie meinen Sie das?

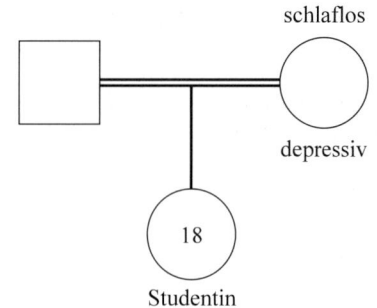

schlaflos

depressiv

18

Studentin

Ergebnissen führen können. Fragen nach dem „Vorher" und Nachher" führen auch die Idee ein, daß Symptome sich auf einer Zeitschiene in Beziehung zu anderen Ereignissen bewegen.

Fallbeispiel

Frau R. (40 Jahre) kommt in die Praxis mit der Bitte um ein Schlafmittel. Die üblichen Fragen legen die Vermutung nahe, daß sie depressiv ist, aber nicht selbstmordgefährdet. Sie ist verheiratet und hat eine Tochter, die gerade Abitur macht. Frau R. gibt an, sie habe keine Ahnung, warum sie depressiv sei, und erklärt, sie sehe auch keinen Anlaß, warum sie sich „sorgen" solle. Das folgende Transskript beschreibt drei Minuten des Gesprächs. Diese zehnminütige Konsultation hat eine Menge Fragen aufgeworfen und endet in so etwas wie „Hausaufgaben" für die Patientin. Die Fragen dienen dem Ziel, Zusammenhänge zwischen dem vorgestellten Symptom und der Familiendynamik herzustellen. Sie ermutigen dazu, neue Brücken zu schlagen in der Hoffnung, daß diese der Patientin erleichtern, ihre Annahmen in einem neuen Licht zu sehen, und ihr erlauben, bisher nicht genutzte Ressourcen zu mobilisieren.

Dialog zwischen Arzt und Patientin

Gedanken des Arztes

Arzt: Was denkt Ihr Mann, weshalb Sie so deprimiert sind?

Schauen wir mal, was geschieht, wenn wir den Mann einbeziehen.

Frau R.: Ich habe ihm nicht erzählt, daß ich mich deprimiert fühle.

Ah ... warum verheimlicht sie ihm das ... oder hat er sich dafür entschieden, es gar nicht zu bemerken?

Arzt: Glauben Sie, daß er weiß, wie schlecht Sie sich fühlen?

Wie mag die Beziehung der beiden beschaffen sein?

Frau R.: Also, er hat es schon gemerkt, daß ich nicht mehr so gut schlafe.

Also, er weiß es schon, aber sie möchte ihn da nicht einbeziehen; vielleicht hat sie eine andere Vertrauensperson?

Arzt: Angenommen, er hätte bemerkt, daß es Ihnen nicht gut geht; was würde er als den Grund dafür ansehen?

Vielleicht ist er ein hoffnungsloser Fall; möglicherweise hat er aber auch ganz gute Ideen.

Frau R.: Vielleicht, daß meine Tochter zum Studium fortgehen wird?

Also glaubt sie doch, daß er weiß, worum es geht.

Arzt: Wie könnten Sie von ihm erfahren, ob er das wirklich denkt?

Wie gehen die beiden miteinander um?

Frau R.: Ich weiß es nicht; er erzählt nicht viel.

Liegt das nur an ihm, oder sind beide daran beteiligt?

Dialog zwischen Arzt und Patientin

Arzt: Was würde geschehen, wenn Sie ihn direkt danach fragen? Wann wäre dafür die beste Zeit?

Frau R.: Ja, vielleicht samstags morgens, dann haben wir etwas Zeit für uns.

Arzt: Wenn er sagen würde, daß es etwas mit dem bevorstehenden Auszug Ihrer Tochter zu tun haben könnte, läge er da richtig oder falsch?

Frau R.: Hm, ich bin sicher, daß es damit etwas zu tun hat; ich teile alles mit ihr.

Arzt: Und was denkt sie, warum Sie deprimiert sind?

Frau R.: Weil ihr Vater nie mit mir spricht! Wenn ich ihm erzählen würde, wie schlecht es mir geht, würde er ärgerlich werden und mich für verrückt erklären.

Arzt: Und was für einen Effekt hat das auf Sie?

Frau R.: Ich fühle mich noch schlimmer.

Gedanken des Arztes

Schauen wir mal, wie sie auf den Vorschlag reagiert, etwas anders zu machen.

Sie weiß also schon, wie sie die rechte Zeit finden kann.

Schauen wir mal, ob sie ihm einige Einsicht zutraut.

Laß uns mal die Verbündete einbeziehen; es verwundert nicht, daß sie sich alleine gelassen fühlt; das erleichtert dem Mädchen auch nicht gerade den Abschied.

Also haben Mutter und Tochter eine Koalition gegen ihn aufgebaut, und sie sieht das Schlimmste vor sich. Wann hat sie es wohl das letzte Mal versucht?

(Der Arzt stellt jetzt die folgenden Fragen – die Antworten der Patientin wurden aus Platzgründen ausgelassen.)

Arzt: Wie könnten Sie diese Sache so mit ihm besprechen, daß er Ihnen zuhört? So, daß Sie sich nicht schlechter fühlen? Wie müßten Sie das vorbereiten, wie beginnen? Was müßten Sie danach sagen? Wie müßten Sie ihm so antworten, daß Sie ihm keine Chance geben, ärgerlich zu werden?

Arzt: Vielleicht sollten Sie dies einmal ausprobieren, möglicherweise am nächsten Samstag. Der liegt ja vor unserem nächsten Termin, an dem ich Sie dann nach Ihren Erfahrungen fragen werde.

Schauen wir mal, ob sie sich darauf einläßt, etwas geringfügig anders zu machen als bisher.

Sie soll ruhig mal ein wenig experimentieren!

Tips für Leser

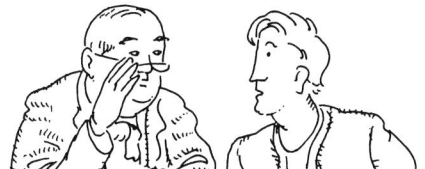

■ Reden Sie doch einmal mit Ihrem eigenen Partner über Vater und Mutter (oder auch andere Familienmitglieder), indem Sie reflexive Fragen benutzen (angefangen mit den Beziehungsfragen).

■ Fragen Sie doch mal Ihren Partner, was Sie am nächsten Sonntag machen könnten und welchen Effekt das auf Sie beide und andere haben könnte (indem Sie reflexive Fragen benutzen).

■ Schreiben Sie sich vier leichte und eine wirklich „trickreiche" Frage auf einen Spickzettel auf Ihrem Schreibtisch. Probieren Sie sie mit Ihren Patienten aus, und protokollieren Sie dann die Antworten.

3 Die Familie in uns – oder: Die Nutzung von Genogrammen

Dieses Kapitel behandelt

Familienmuster, Familienmythen und Familienskripten

Unsere Herkunftsfamilien beeinflussen unser Leben auf unterschiedliche Weise: durch ihre Gene, ihre Mythen, ihre Verhaltensmuster, ihre eigene Art, mit Gesundheit und Krankheit umzugehen. Wenn wir uns mit einem Partner zusammentun, nehmen wir auch sein „Familiengepäck" an Bord, und unsere Nachkommen werden einiges davon an die nächste Generation weitergeben. Muster der Familienbeziehungen werden also von einer Generation an die nächste weitergegeben. Diese Mechanismen laufen auf einer genetischen, einer sozialen, einer be-wußten und einer unbewußten Ebene ab. Wir alle kennen die ewigen Patientinnen, deren Töchter ganz ähnliche Sorgen entwickeln wie ihre Mütter. Wenn wir sie fragen, wo sie das „Sich-sorgen" gelernt haben, werden sie vielleicht antworten: *„Oh, von meiner Mutter, und sie hatte eine Mutter, die sich noch mehr Sorgen machte ..."*

Die meisten Familien haben ihre eigenen Mythen; über einige wird ganz offen gesprochen, andere sind einfach Teil des Netzwerks des Familienlebens. Solche Mythen können sich beispielsweise auf die Rollen beziehen, die Männer daheim zu spielen haben, auf die Bedeutungen von Krankheiten oder auf die Großeltern, deren Einfluß und deren Erfahrungen. **Mythen** programmieren quasi das tägliche Skript oder Drehbuch, nach dem das Familienleben abläuft: unsere Hoffnungen,

Was soll das denn bringen, nach Ereignissen in der dunklen, fernen Vergangenheit zu suchen? Wie soll das den Patienten bei der Bewältigung ihrer aktuellen Probleme helfen?

Weil die Vergangenheit uns Auskunft darüber gibt, wie wir zu denen geworden sind, die wir heute sind ...

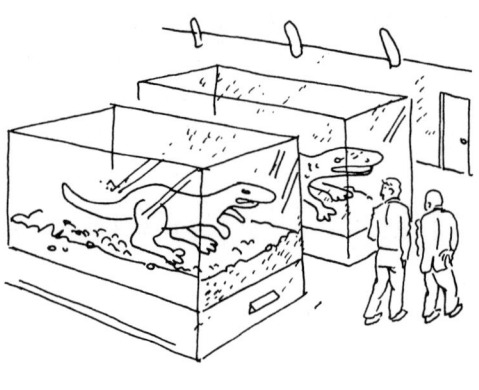

Wenn wir die Geschichte einer Gattung oder eines Individuums kennen , kann uns das helfen, uns ihr Verhalten zu erklären.

Also, ich habe da meine Zweifel ...Wie kommen wir hier eigentlich wieder heraus? Hier entlang?

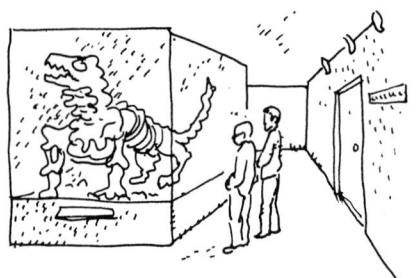

Sehen Sie, die Vergangenheit hält manchmal ganz schöne Überraschungen bereit!

Uhh ...!?

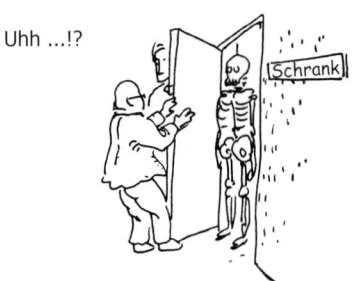

unsere Sorgen, unser Handeln, also ganz generell unseren Umgang mit anderen und der Welt. Familienskripten werden erlernt, oft über längere Zeiträume hinweg, einfach durch Wiederholung, nach dem Motto: *„So haben wir es schon immer gemacht."* Solche **Skripten** geben Anweisungen zu spezifischen Verhaltensweisen wie dem Eingehen und Beenden von Beziehungen, oder zu ganz profanen Abläufen wie dem Aufziehen von Kindern, beispielsweise dazu, wann es angezeigt ist, sie zu füttern oder zu disziplinieren. Kinder lernen im allgemeinen von ihren Eltern, wie man sich als Elternteil verhält, und diese haben das wiederum von ihren Eltern gelernt. Eine Generation später kann dies in Form von **replizierenden Skripten** (wenn ein ähnlicher Stil, Eltern zu sein, übernommen wird) oder **korrigierenden Skripten** geschehen (hier werden Versuche gemacht, die realen oder angenommenen „Fehler" der vorherigen Generation zu korrigieren). Unabhängig davon, ob es sich um replizierende oder um korrigierende Skripten handelt, können beide in gleicher Weise zu „Zwangsjacken" werden, ohne daß ihr Einfluß und ihre einengenden Effekte wahrgenommen werden. Physische oder psychische Symptome können dann die einzigen Hinweise darauf sein, daß Menschen auf ihre Rollen fixiert sind, daß sie daraus ausbrechen wollen oder darunter zusammenbrechen. **Genogramme** sind ein Weg, Familienskripten zu entdecken und darzustellen, die sich über Generationen entwickelt haben. Indem man sich die einzelnen Personen in einem Familiendrama genauer anschaut, wird es möglich, einige der Phantasien und Glaubenssysteme, die für die aktuellen Probleme mitverantwortlich sein könnten, zu hinterfragen. Die Fokussierung eines Genogramms auf Krankheit und ungewöhnliches Verhalten eröffnet eine Perspektive für „neue Anschauungen", ja der Prozeß selbst, mit einem Patienten oder einer Familie ein Genogramm zu zeichnen, ist schon eine therapeutische Übung.

Das Genogramm ist als „Familienstammbaum" eine überlieferte Form, um Familien
auf Papier zu rekonstruieren und Mustern,
seien sie nun bezogen auf Krankheiten,
Beziehungen oder andere Eigenheiten, nach-
gehen zu können.

Das Genogramm

- kombiniert biomedizinische und psychosoziale Informationen
- beleuchtet generationenübergreifende
  Muster von Krankheit und Problemverhalten
- stellt das aktuelle Problem in einen zeitli-
  chen Zusammenhang
- erlaubt Ärzten und Patienten gemeinsam,
  Familienmythen zu erforschen und Familienskripten zu verändern
- hat nicht nur einen diagnostischen, sondern auch einen therapeutischen Wert

Wie man Genogramme zeichnet

Man braucht dazu ein möglichst großes Blatt
Papier. Gezeichnet wird das Genogramm
vom Arzt mit Hilfe der Patienten. Das sich
entwickelnde Bild wird zum Fokus der weiteren Betrachtung für Arzt und Patient. Dieses Vorgehen wird von Patienten nicht als
bedrohlich erlebt, besonders dann nicht,
wenn der direkte Augenkontakt vermieden
wird. Schwierige Dinge brauchen auf diese
Weise nicht im direkten Austausch angesprochen zu werden, sondern können erst einmal
nur zu Papier gebracht werden. Dies kann
Patienten helfen, sich vorübergehend von
ihrem Familiendrama zu distanzieren und so
eine neue, ungewohnte Perspektive einzunehmen.

Der Vorschlag, ein Genogramm zu zeichnen,
kann vom Arzt auf folgende Weise eingeführt werden:

Ist das hier mein Stammbaum? Den kann ich ja
wohl schlecht zu meinem Arzt schleppen!

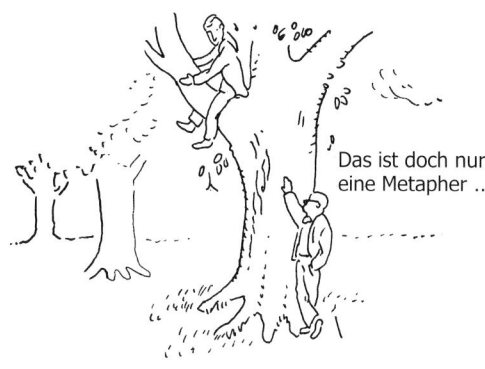

Das ist doch nur
eine Metapher ...

Aber wie
komme ich von
hier oben an
die Wurzel des
Problems?

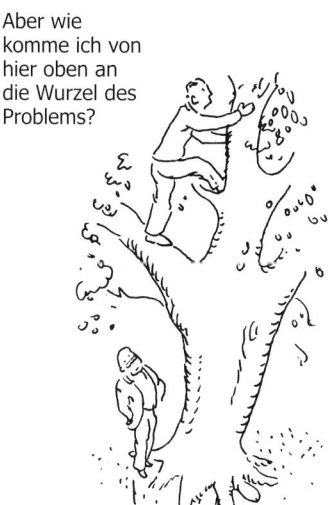

Können Sie nicht mal ernst
sein?

Jetzt sehe ich vor lauter
Bäumen den Wald nicht
mehr!

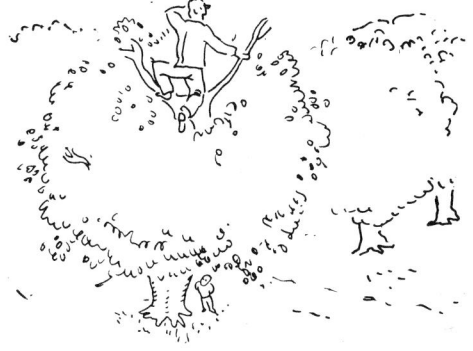

Mir scheint, ich weiß nicht besonders viel über Sie; erzählen Sie mir doch etwas über sich und Ihre Familie. Ich werde das dann gemeinsam mit Ihnen aufzeichnen, so wie einen Familienstammbaum, so daß ich mich dann auch später wieder daran erinnern kann, wer wer ist und wie jeder da hineinpaßt.

Bisher waren wir, fürchte ich, bei der Behandlung Ihrer Schmerzen nicht so erfolgreich. Vielleicht könnten wir uns ja mal gemeinsam die Muster zu Schmerzen und Krankheit in Ihrer Familie anschauen.

Es scheint, daß wir bisher nur die Kopfschmerzen untersucht haben, aber mit einer Erklärung nicht weit gekommen sind. Ich frage mich, ob es nicht hilfreich sein könnte, zurückzugehen und nachzuschauen, welche Krankheiten in Ihrer Familie vorgekommen sind und ob wir dazu nicht einige Hinweise finden könnten.

Ich merke gerade, daß ich von Ihnen viel erfahren habe über das, was jetzt ist, aber ich habe so den Eindruck, daß das momentan für uns beide noch keinen großen Sinn macht. Wenn ich jetzt mal so tue, als wüßte ich nichts von Ihnen und müßte ganz von vorn beginnen – wollen wir dazu mal einen Familienstammbaum zeichnen?

Während des gemeinsamen Zeichnens eines Genogramms ist es erforderlich, aufmerksam auf die verbalen und nonverbalen Rückmeldungen der Patienten zu achten. Schwierige Themen können so eher erfaßt werden, vorausgesetzt, der Arzt ist auch sensibel.

Sie sehen etwas angespannt aus, wenn wir dieses Thema ansprechen.

Das muß ja damals schwer gewesen sein.

Wie schlimm, mit soviel Krankheit umgehen zu müssen!

Sie waren damals erst zehn Jahre alt, als Ihre Mutter starb ... erinnern Sie sich noch an diese Zeit?

Sie sagen, daß Sie nach zwei Fehlgeburten geboren worden sind ... ich frage mich, was das wohl für Ihre Eltern bedeutet haben mag.

Sie haben denselben Namen wie Ihr Onkel; hat das eine Bedeutung, gibt es zwischen Ihnen auch andere Ähnlichkeiten?

Ich sehe hier, daß Sie kurz nach dem Tod Ihres Vaters geboren sind; hat das eine Bedeutung?

Solche Kommentare, die bestimmte Ereignisse hervorheben, bieten mögliche Einleitungen für vertiefende Gespräche an. Es liegt dann an den Patienten, zu entscheiden, ob sie über einige der berührten Themen ausführlicher reden möchten. Diese Fragen dienen als Angebote, um den Patienten und ihren Familien helfen zu können, einen neuen Sinn in ihren Annahmen zu finden, aber es liegt dann an ihnen, diese Angebote anzunehmen und die sich aus dem Genogramm ergebenden Informationen zu bewerten. Der Arzt wirkt da eher als Katalysator, indem er den Familienmitgliedern dabei hilft, nach Zusammenhängen, die sie vorher nicht gesehen haben, zu suchen.

Eine Reihe von Ärzten haben bereits Erfahrungen damit, Genogramme zu zeichnen. Es gibt da verschiedene Methoden, und jeder darf seinen eigenen Stil entwickeln. Ein „vollständiges" Genogramm würde aus drei bis vier Generationen bestehen, mit den Einzelheiten eines jeden Familienmitglieds und seinen Beziehungen zu den anderen. In der Praxis einer Sprechstunde ist das in dieser

Ausführlichkeit während einer Sitzung oft nicht möglich. Der Faktor Zeit und andere Einschränkungen haben letztlich einen großen Einfluß darauf, wie umfangreich und detailliert die Angaben eines Genogramms sein können. Hier sind einige Grundlagen zur Zeichnung von Genogrammen:

Folgende Symbole werden verwendet:

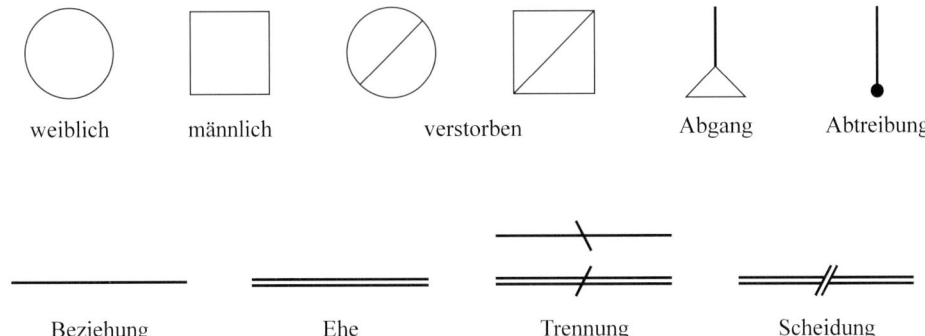

| weiblich | männlich | verstorben | Abgang | Abtreibung |

| Beziehung | Ehe | Trennung | Scheidung |

Der Arzt beginnt meistens so: „Hier in der Mitte, der kleine Kreis sind Sie, Frau K." Ihr Mädchennname, ihr Geburtsdatum können daneben geschrieben werden. „Erzählen Sie mir doch über Ihren Partner. Sind Sie verhei-ratet?" Wenn sie verheiratet ist, wird eine Doppellinie zu einem kleinen Quadrat gezogen, mit dem männliche Personen dargestellt werden; informelle Beziehungen werden durch eine einfache Linie dargestellt:

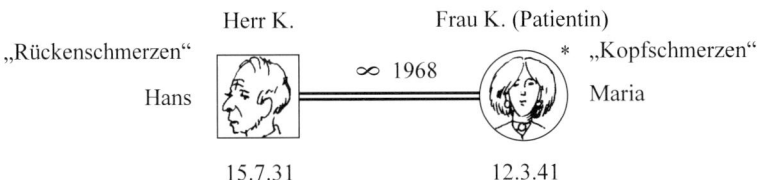

„Rückenschmerzen"   Herr K.   Frau K. (Patientin)   * „Kopfschmerzen"

Hans   ∞ 1968   Maria

15.7.31   12.3.41

„Haben Sie Kinder?" Kinder werden unter die Ehelinie gezeichnet. Man kann dann nach Bedarf auch Fehl- und Totgeburten oder Abtreibungen einzeichnen:

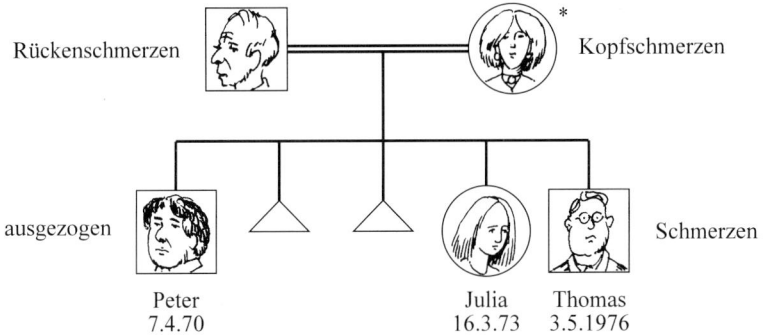

Rückenschmerzen   * Kopfschmerzen

ausgezogen   Schmerzen

Peter   Julia   Thomas
7.4.70   16.3.73   3.5.1976

Es kann auch wichtig sein, vorherige Ehen oder Beziehungen einzuzeichnen. „Gibt es oder gab es noch andere Beziehungen, die für Ihr Leben wichtig sind?":

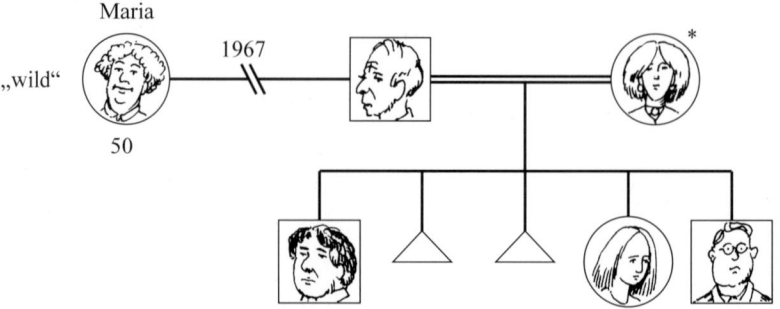

Zeichnen Sie auch die Kinder aus früheren Beziehungen ein und die Daten der Heiraten, Scheidungen und Todesfälle. Danach können Sie sich wieder dem Patienten zuwenden, um herausfinden, wie viele Geschwister er hat, wie viele Neffen und Nichten und welche der Personen „gesund" sind und welche „krank":

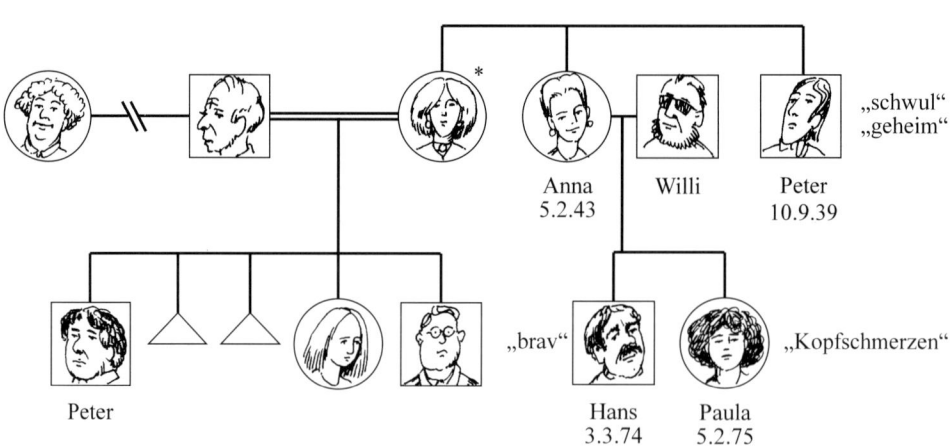

Als nächster Schritt folgt das Einzeichnen der dritten Generation: „Wie ist es mit Ihren Eltern?"

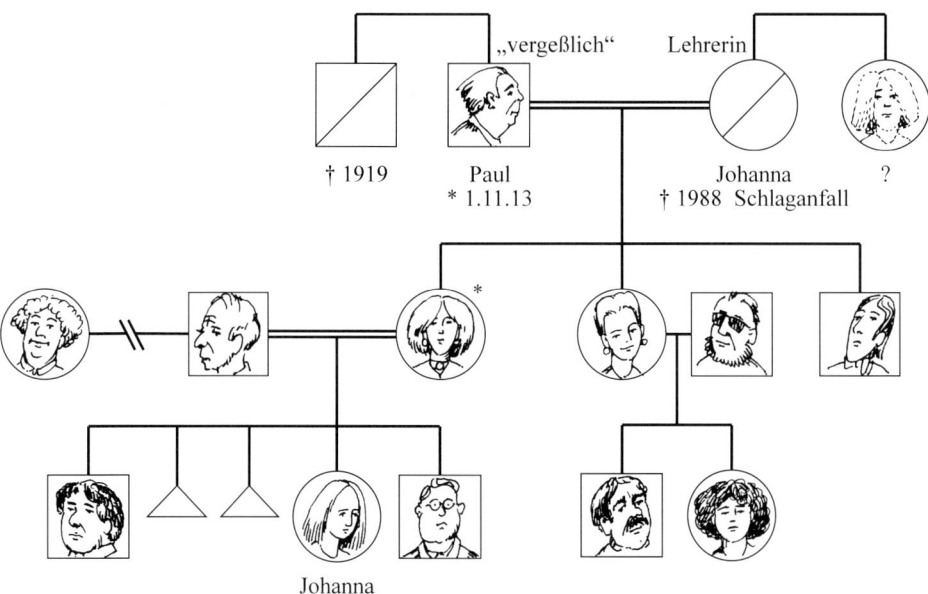

Wenn Sie damit fertig sind, können Sie noch den Familienstammbaum des Partners vervollständigen:

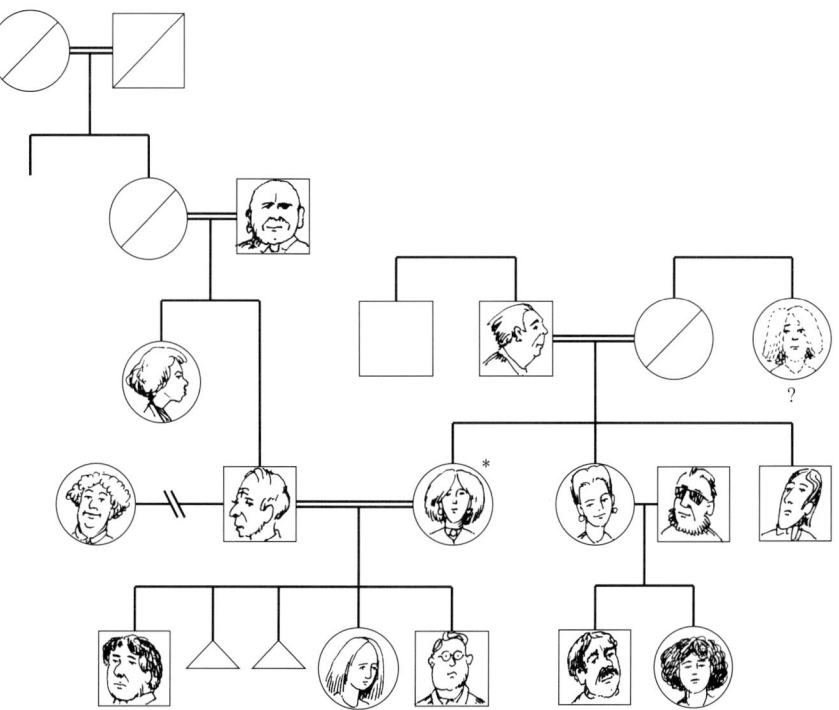

Dies sind einige praktische Vorschläge dazu, wie man ein Genogramm zeichnet. Einige Leser werden sicher auch ganz eigene Methoden dazu entwickeln. Einige werden vielleicht neben jedes Familienmitglied noch genaue Informationen über Krankheiten, Beruf, Herkunft, Religion, soziale Stellung, Ausbildung etc. anmerken. Man könnte Stunden damit verbringen, aber meistens läßt einem die Praxisroutine dazu wenig Zeit. Das zwingt Ärzte dazu, sich zu entscheiden, worauf sie ihren Schwerpunkt legen wollen. Man sollte auch nicht vergessen, daß dies nur eine Methode ist, die in erster Linie den Patienten dienen sollte, und nicht etwa ein eigenes Forschungsprojekt.

Um nicht von der Komplexität von Familiengenogrammen überwältigt zu werden, hier **einige Tips:**

- Überlegen Sie sich, wieviel Zeit Sie zur Verfügung haben. Es ist durchaus möglich, ein Genogramm in zehn Minuten zu zeichnen.
- Denken Sie daran, daß Patienten meistens wiederkommen. Man muß nichts überstürzen. Beim nächsten Mal kann man weitermachen.
- Beginnen Sie mit medizinischen Informationen. Die Mehrzahl der Patienten empfindet das als am wenigsten beunruhigend.
- Suchen Sie in der Umgebung von Themen, vielleicht finden Sie weitere, die einige Emotionen auslösen.
- Ermutigen Sie die Patienten, über die Beziehungen zwischen den dargestellten Personen zu sprechen.

Verbindungen herstellen

Wenn einmal das Gerüst eines Genogramms steht, bieten sich ein Reihe von Kommentaren und Fragen an, die einen Zusammenhang zwischen dem vorgestellten Problem und verschiedenen Familienthemen herstellen können. Solche Verbindungen werden weniger durch „clevere" Fragen erzwungen, sondern eher durch „einladende" Herangehensweisen.

Beispiele für Fragen:

Können Sie mir andere Mitglieder Ihrer Familie zeigen, die unter solchen Schmerzen gelitten haben?

Mit wem können Sie über Ihre Schmerzen am ehesten sprechen?

Was geschieht, wenn Sie das tun? Welche der in dem Genogramm dargestellten Personen ist Ihnen am sympathischsten, welche am unsympathischsten?

Vor welcher der hier dargestellten Personen verbergen Sie Ihre Probleme?

Warum machen Sie das? Was würde geschehen, wenn diese Personen das herausfänden?

Welche dieser Personen sprechen nie über ihre eigenen Probleme? Wer tauscht sich gerne über Probleme aus?

Erzählen Sie mir mehr über dieses Problem. Wer kommt gut mit wem aus?

Viele Familien haben jemanden mit einem Alkoholproblem. Gibt es so jemanden auch bei Ihnen?

Wer ist in Ihrer Familie Sündenbock oder Außenseiter?

Wer hat Sie gelehrt, was es heißt, schüchtern, ängstlich, ärgerlich, depressiv zu sein?

Woran sterben die Menschen in Ihrer Familie?

Über diese Seite Ihrer Familie scheinen Sie nicht Sie viel zu wissen. Woran kann das liegen?

Sie scheinen sich alle eher nahe zu stehen/eher distanziert zu sein. Wie fühlt sich das an?

Ist Ihnen aufgefallen, daß bestimmte Ereignisse gleichzeitig eintraten (z. B., daß Ihre Mutter starb, als Ihr Sohn geboren wurde)?

Hat es Sie verwundert, daß der älteste Sohn die Familie immer sehr früh verlassen hat?

Gibt es nicht irgend etwas oder irgend jemanden, der in diesem Familienstammbaum fehlt? Oder jemanden, über den/die wir mehr wissen sollten?

Gab es Inzest in Ihrer Familie?

Wenn Sie etwas in Ihrer Familie ändern könnten, was wäre das?

Solche Fragen laden Patienten oder ganze Familien ein, sich eigene Fragen zu stellen, zum Beispiel:

Wie kommt es, daß wir uns so verhalten? Warum glauben wir, man könnte dies oder das nur in einer ganz bestimmten Weise machen? Was würde geschehen, wenn wir etwas anders machen würden?

Während des Zeichnens eines Genogramms machen viele Patienten ganz neue Erfahrungen, besonders dann, wenn die Entdeckungen nicht nur für den Arzt, sondern auch für den Patienten neu sind. Das Herstellen neuer Zusammenhänge hilft Patienten dabei, die Einzelteile eines Puzzles zusammenzusetzen. Gelegentlich fehlen auch einige Teile, was es dann notwendig macht, **„Hausaufgaben"** zu erledigen, das heißt, sich die folgenden Fragen zu stellen:

Wen müßten Sie fragen, um diese fehlenden Teile zu finden? Vielleicht Ihre Tante? Wie könnten Sie sie dazu bringen, daß sie überhaupt dazu bereit wäre, darüber zu sprechen?

Warum können Sie Ihren Mann nicht direkt fragen, was damals geschehen ist?

Wenn die Patienten einige dieser Fragen oder das noch nicht vollständige Genogramm mit heim nehmen wollen, gibt es gute Chancen dafür, daß sich auch andere Familienmitglieder an der weiteren Erforschung beteiligen. Tatsächlich ist es nicht selten, daß der Partner darauf besteht, mit in die Praxis zu kommen, um den Familienstammbaum „richtig" zu zeichnen und den Doktor „ins Bild zu setzen." Auf diese Weise kann das Genogramm zu einem Katalysator werden, der der ganzen Familie helfen kann, alte Annahmen in Frage zu stellen und neue Wege zu gehen, um mit bisher unangenehmen Situationen besser umgehen zu können.

Genogramme zu zeichnen ist eine Aktivität, die nicht immer direkt zum Ziel führt. Manche Patienten werden sicher beunruhigt sein, wenn an alte Wunden gerührt wird. Fragen müssen durch wertschätzende und bestätigende Kommentare modifiziert werden, wobei es gilt, die Patienten stets aufmerksam auf Signale der Beunruhigung hin zu beobachten:

Ich habe den Eindruck, daß es Ihnen sehr schwer fällt, darüber zu sprechen.

Wo wir gerade bei Ihrem
Genogramm sind, Kollege
Contra – sagen Sie mal, was
war der zweite Cousin Ihres
Ururgroßvaters von Beruf?

Er war zwanghaft von Beruf.

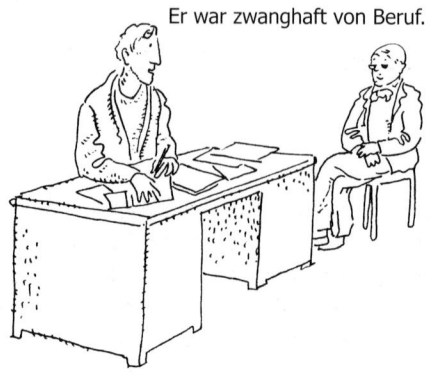

... und woran ist der
Schwager Ihrer Exfrau
gestorben?

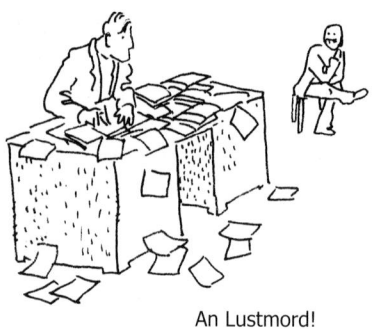

An Lustmord!

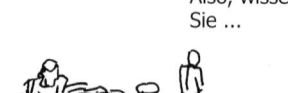

... und Ihr Urgroßvater mütterli-
cherseits?

Also, wissen
Sie ...

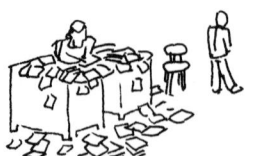

Es bleibt dann den Patienten überlassen, zu entscheiden, ob sie bereit sind, darauf zu einzugehen und zu wählen, auf welchem Wege sie weiter suchen möchten, oder ob vielleicht überhaupt nicht.

Eine schon etwas ausgefeiltere Art, Genogramme zu erstellen, ist es, die ganze Familie zu beteiligen. Hierbei hat es sich bewährt, das jüngste anwesende Familienmitglied zu bitten, bei der Zeichnung des Familienstammbaums zu helfen. Es ist oft sehr beeindruckend, zu sehen, wieviel schon sehr junge Kinder wissen. Dies kann für Eltern sehr überraschend sein, die in dem Glauben gelebt haben, ihre Kinder von wichtigen, möglicherweise „schädlichen" Informationen abgeschirmt zu haben. Mit Kindern zu beginnen erlaubt dem Arzt auch, sich ein Bild über Familieninteraktionen zu machen, beispielsweise darüber, wie Kinder von Informationen abgeschirmt werden und inwieweit sie von ihren Eltern kontrolliert, unterbrochen oder korrigiert werden. Man bekommt dadurch auch einen Eindruck davon, welcher Elternteil sich mehr um das Kind kümmert und ob Mutter und Vater ähnliche oder unterschiedliche Signale aussenden. Kindern die Führung zu überlassen eröffnet auch die Möglichkeit, herauszufinden, wieviel sie wissen, und den Eltern dann die Möglichkeit zu geben, Fehlendes zu ergänzen. Trotzdem ist es wichtig, in allen Sitzungen keinerlei Unklarheiten darüber aufkommen zu lassen, daß die Eltern die Verantwortung für ihre Kinder haben und daß es ihr gutes Recht ist, alle Themen und Fragen zu beenden, die sie für ihre Kinder als unangemessen empfinden. Dieses berührt die ganz zentrale Frage, ob Ärzte ein Recht darauf haben, alle möglichen Einzelheiten aus dem Leben einer Familie zu erfahren (einschließlich Details aus dem Sexualleben!) – eine in unserem Berufsfeld sehr verbreitete Annahme. Nach solch „allumfassenden" Explorationen neigen Familien dazu, nicht wiederzukommen. Sie beschuldigen dann häufig die Ärzte, zu intensiv in Gegenwart der Kinder in Themen eingedrungen zu sein, vor denen diese geschützt werden müßten.

Sensible Ärzte erinnern deswegen Patienten immer wieder daran:

> Ist es für Sie in Ordnung, wenn ich danach frage?

Oder:

> Bitte fühlen Sie sich frei, mir mitzuteilen, wenn ich Fragen stelle, die für Sie zu schwierig zu beantworten sind.

Oder:

> Ich möchte es ganz Ihnen überlassen, zu entscheiden, ob Sie diese Themen in Gegenwart Ihrer Kinder besprechen wollen oder nicht.

Zusammenfassend ist festzuhalten: Der Prozeß, ein Genogramm zu zeichnen, ist weitaus bedeutsamer als das Ergebnis (nämlich der akkurat und vollständig gezeichnete Familienstammbaum). Informationen aus der Vorgeschichte bekommen letztlich erst durch die Interaktion zwischen Patient, Arzt und Familie Leben.

Praktische Beispiele

Vater-Suche

Frau H. ist seit zehn Jahren Patientin dieser Praxis. Während dieser Zeit hat sie darüber geklagt, daß sie sich deprimiert, angespannt und nervös fühle und unter Kopfschmerzen leide. Sie wurde kürzerfristig mit Tranquilizern behandelt; danach wurde sie zum Facharzt für Psychiatrie überwiesen, der sie längerfristig mit Antidepressiva behandelte. Zwischendurch war sie auch mehrere Jahre in psychotherapeutischer Behandlung. Ihre wechselnden Symptome blieben aber auf die Dauer unverändert. Sie war eine häufige Besucherin ihres Hausarztes, bei dem sie insgesamt viele Stunden mit 5-10minütigen Gesprächen verbrachte. Nach einer eigenen familientherapeutischen Fortbildung bietet

Indikationen		Kontraindikationen
Rezidivierende Gesundheitsprobleme		Zögerliche oder widerstrebende Patienten
Unkooperative Patienten		Zeitdruck
Somatisierungen	Kopfschmerzen, Bauchschmerzen, Schwindel, Druck auf der Brust, Herzrasen, Atembeschwerden, diffuse und „wandernde Schmerzen"	Angst davor, eine „Büchse der Pandora" zu öffnen
Psychosomatische Krankheiten	Anorexie, Adipositas, Asthma, Crohn-Krankheit, Colitis ulcerosa, Neurodermitis	
Psychische und Verhaltensprobleme	Depressionen, Angstanfälle	
Familienprobleme	Trennung, Trauer	
Alkoholmißbrauch und andere Süchte		

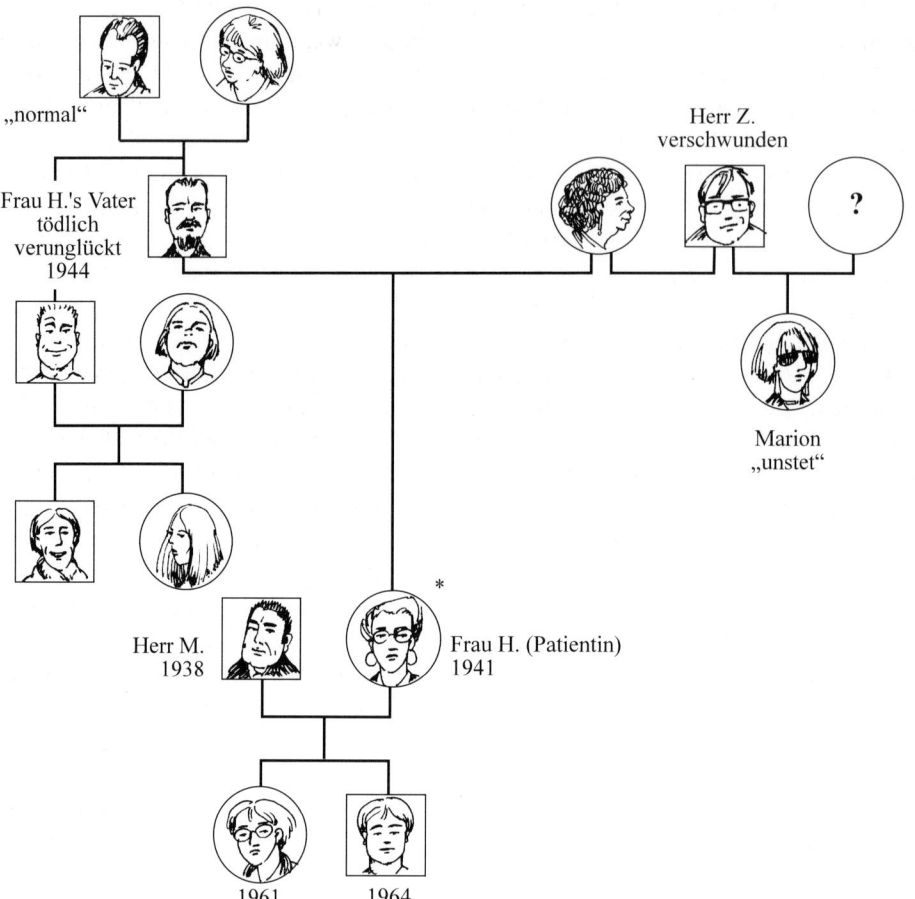

Vater-Suche (Fortsetzung) ───────

dieser ihr an, gemeinsam ein Genogramm zu zeichnen. Nach einer kurzen Erklärung, daß sie dadurch die Möglichkeit habe, ihre Symptome in einem Zusammenhang mit ihrer Familie zu sehen, willigt sie ein.

Obwohl sie eher angespannt ist, scheint sie den Prozeß, den Familienstammbaum zu zeichnen, zu genießen. Die Exploration der Details über ihren Mann und ihre Kinder scheint für sie nicht belastend zu sein. Aber als man dann zu ihrer Herkunftsfamilie kommt, wird sie sehr viel zurückhaltender. Ihr Vater starb bei einem Verkehrsunfall, als sie drei Jahre alt war. Daß sein Kommentar: „Das muß ja sehr schlimm für Sie gewesen

sein." von ihr ignoriert wird, bemerkt der Hausarzt zwar aufmerksam, er fährt aber mit seiner Befragung fort. Sie beschreibt dann ihre Mutter als eine harte Frau, die zu launenhaftem Verhalten neige; sie habe dann auch rasch erneut geheiratet. Frau H. beschreibt ihren Stiefvater, Herrn Z., als „verrückt". Viele Jahre habe er in einer psychiatrischen Klinik verbracht, wo sie ihn regelmäßig besucht habe, auch nachdem die Mutter an Brustkrebs verstorben war, als sie selber 25 Jahre alt war. Herr Z. hatte eine Tochter aus erster Ehe, die dann mit in der Familie lebte. Während sie darüber spricht, wirkt Frau H. noch trauriger. Der Arzt fragt sie, ob sie sich nur als Teil dieser Stieffamilie vorstellen könnte. Sie sagt: „Ich war so mit ihnen verstrickt und konnte nie von ihnen loskommen."

Der Arzt bemerkt dann, daß es gar keine Informationen über die väterliche Familie gibt. Er fragt Frau H., was sie über ihren Vater und dessen Familie wisse, und erfährt dann, daß sie praktisch keine Informationen darüber hat. Am Ende des Gesprächs gibt er ihr die Aufgabe mit, mehr darüber herauszufinden, was für ein Mensch ihr Vater war. Sie hat bald herausgefunden, daß ihr Vater einen Bruder hat, der in der Nähe lebt. Als sie diesen besucht, stellt sie fest, daß er glücklich verheiratet ist und zwei Kinder hat. Ihr Onkel erzählt ihr ausführlich, welch ein offener und charmanter Mann ihr Vater war und daß auch die Großeltern ganz normale Menschen waren. Es scheint, daß diese Begegnung mit ihrer Herkunftsfamilie ihr ermöglicht hat, sich zumindest als teilweise normal zu definieren, und sie verliert danach die meisten ihrer Symptome.

Süchtig nach Sorgen

Frau E. war jahrelang von Benzodiazepinen abhängig. Sie beschreibt Symptome von Spannungen und Angst, aber ihr Hausarzt ist außerstande, dafür eine Erklärung oder eine Ursache zu finden. Sie beschreibt ihre Ehe als gut und betont immer wieder, wie einfühlsam ihr Mann sei. Ein Behandlungsversuch mit einer antidepressiven Medikation war nicht erfolgreich.

Aus dem gemeinsam mit ihrem Mann gezeichneten Genogramm heben sich zwei Themen heraus. Das erste ist, daß die Eheleute einen ganz unterschiedlichen Hintergrund haben, sowohl was die soziale Herkunft als auch, was die Erziehung und die Ausbildung betrifft. Nie hatten sie bisher ihre unterschiedlichen Erwartungen an die Ehe und an die persönliche Entwicklung besprochen. Bei diesem Thema wird deutlich, daß Herr E. nicht gewohnt ist, über Beziehungen und Gefühle mit seiner Frau zu sprechen,

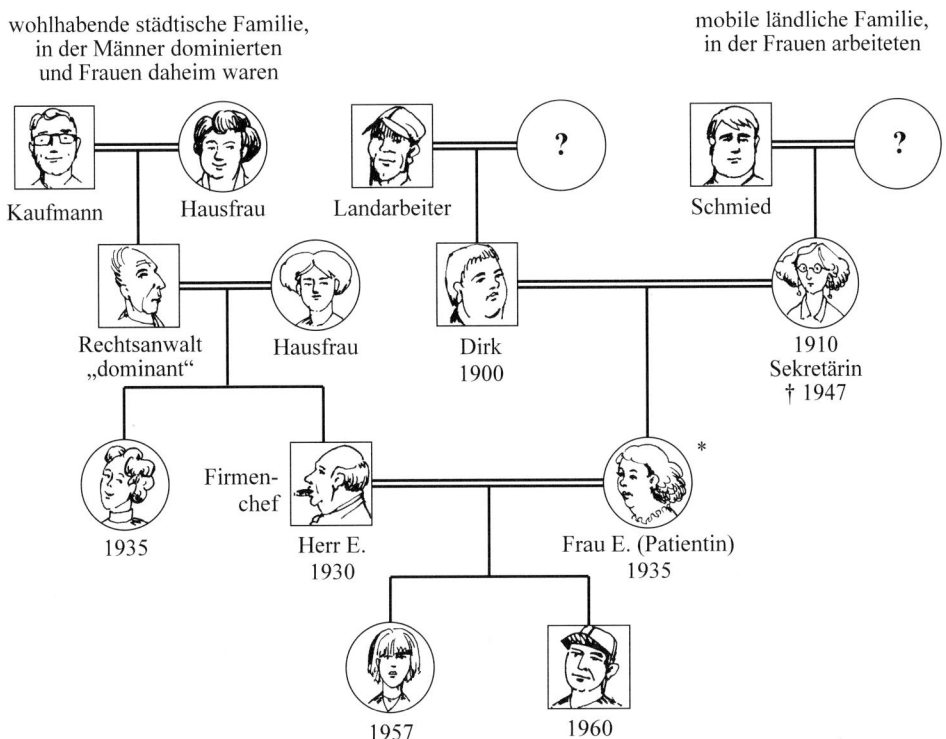

wohlhabende städtische Familie, in der Männer dominierten und Frauen daheim waren

mobile ländliche Familie, in der Frauen arbeiteten

Kaufmann   Hausfrau   Landarbeiter   ?   Schmied   ?

Rechtsanwalt „dominant"   Hausfrau   Dirk 1900   1910 Sekretärin † 1947

1935   Firmenchef   Herr E. 1930   Frau E. (Patientin) 1935   *

1957   1960

Süchtig nach Sorgen
Fortsetzung_____

aber er realisiert zunehmend die Notwendigkeit dazu.

Das zweite Thema betrifft Frau E.s Gefühl, dominiert zu werden, sowohl von ihrem Vater wie von ihrem Mann. Ihre Mutter war gestorben, als sie 12 Jahre alt war, und sie war dann von ihrem sehr fürsorglichen Vater aufgezogen worden. Sie versorgt ihn jetzt regelmäßig, da er nun durch Rheuma schwer behindert ist und ganz in der Nähe lebt. Ihr Mann kommt aus einer Familie, in der Männer eher dominant waren und Frauen Hausfrauen. Er hat sich immer sehr auf seine Frau eingestellt, und je „kränker" sie wurde, um so protektiver wurde er. So fühlt sie sich gefangen. Bei einem gemeinsamen Gespräch ist sie erstmals in der Lage, über ihre langjährige Sehnsucht, eine eigenständige Person zu werden, zu sprechen. Sie hat das Gefühl, daß das nicht möglich wäre, ohne ihren Mann zu kränken, und deswegen hat sie dieses Thema niemals angesprochen. Beide sind danach in der Lage, zu sehen, daß ihrer beider Rollen zu dem Symptom beigetragen haben. Im Laufe der nächsten Monate sind sie zu Veränderungen in der Lage, und Herr E. wird weniger protektiv, ohne sich unmännlich zu fühlen. Frau E. engagiert sich halbtags in ehrenamtlicher Tätigkeit und zieht sich etwas von ihrem Vater zurück, ohne seine Pflege zu vernachlässigen. Die Sitzung mit dem Genogramm war die einzige längere. Frau E. braucht auch weiterhin die Unterstützung ihres Hausarztes, um sich von den Benzodiazepinen zu entwöhnen; sie wird dadurch aber weniger abhängig davon._____

Beispiel für eine Genogramm-Sprechstunde

Dialog zwischen Arzt_____ und Patientin

Arzt: Ich habe den Einruck, daß ich nicht viel von Ihnen weiß. Möchten Sie mir etwas mehr von Ihrer Familie erzählen? Sie zeichne ich mal, wie alle Frauen, als Kreis ein. Sie sind am .... geboren und haben diese Schmerzen ... Haben Sie noch andere Krankheiten?

Pat.: Nein, eigentlich nicht.

Arzt: Und Sie sind verheiratet mit...

Pat.: Wolfgang.

Arzt: Und er ist geboren ... , und Sie haben geheiratet im Jahr ..., und er ist fit und gesund? Und von Beruf ...?

Pat.: Letztes Jahr hatte er häufig Rückenschmerzen.

Gedanken des Arztes_____

Ich benutze mal meine Standarderöffnung.

Sie haben also geheiratet, als sie 26 war, und er ist 10 Jahre älter als sie.

Klingt irgendwie nach Streß ...

Dialog zwischen Arzt und Patientin

Gedanken des Arztes

Arzt: Das hat also zur gleichen Zeit begonnen, als Sie Ihre Kopfschmerzen bekamen ... Erzählen Sie mir doch noch etwas von Ihren Kindern.

Was wird wohl geschehen, wenn wir dazwischen einen Zusammenhang herstellen?

Pat.: Peter ist jetzt 19 und Student, leider weit fort, Birgit ist 16 und Michael 12.

Ihr erstes Kind hatte sie erst drei Jahre nach der Heirat, und dieser Älteste lebt auch schon nicht mehr daheim.

Arzt: Und sie sind alle gesund?

Pat.: Ja, nur Birgit hat seit letztem Jahr häufiger über Bauchschmerzen geklagt.

Schon wieder jemand mit weichen Symptomen. Sind körperliche Beschwerden in dieser Familie die einzige Möglichkeit, Sorgen auszudrücken?

Arzt: Gab es Fehl- oder Totgeburten?

Pat.: Ich hatte nach Peter zwei Fehlgeburten.

Vielleicht war Birgit deswegen ein besonders behütetes Kind.

Arzt: War Birgit für Sie deswegen ein besonderes Kind?

Pat.: Ja, ich habe mir immer besondere Sorgen um sie gemacht.

Arzt: Das war ja sicher nicht leicht für Sie ... wie ist denn Ihr Mann damit umgegangen?

Mal schauen, wie sich ihre Beziehung unter diesen Verlusten entwickelt hat.

Pat.: Er spricht nie darüber, im Gegenteil, er wird ärgerlich, wenn ich davon anfange.

Dazu gibt es wohl nur Schweigen, mal schauen, ob auch noch zu anderen Themen.

Arzt: Was ist mit Ihren Eltern, Ihrer Mutter?

Pat.: Sie ist vor drei Jahren an Brustkrebs gestorben, es war schrecklich, er hat sich überallhin ausgebreitet.

Arzt: Was hat das für Sie bedeutet?

Pat.: Ich hatte sehr viel zu tun. Mein Vater wollte das alles nicht wahr haben, er konnte einfach nicht damit umgehen, bis heute.

Sie erzählt von Fakten, nicht von Gefühlen.

Arzt: Was das betrifft, ist er ja etwas wie Ihr Mann.

Wir können ja mal einen Zusammenhang andeuten.

Pat.: In unserer Familie spricht keiner der Männer viel.

Das scheint ja immer deutlicher zu werden.

Dialog zwischen Arzt und Patientin

Gedanken des Arztes

Arzt: Wie hieß Ihre Mutter denn? Wann ist sie geboren? Hat sie gearbeitet?
Pat.: Sie war Lehrerin und hat ihren Beruf aufgegeben, als wir Kinder kamen.

Sie hieß Birgit, wie die 16-jährige Tochter.

Arzt: Das ist ja ein bißchen so wie bei Ihnen.

Bereut sie das?

Pat.: Sie hat meinen Vater geheiratet, als sie 24 war, und mein Bruder kam dann drei Jahre später.

Arzt: Glauben Sie, daß er ein Wunschkind war?

Pat.: Ich habe mich das immer gefragt ... ich glaube, daß mein Vater sie schon gedrängt hat.

Wunsch oder Wahrheit? Und wie ist es in ihrer eigenen Ehe?

Arzt: Haben Sie Ihren Vater je danach gefragt? ... Lebt er noch? Ist er gesund? Was war sein Beruf? Hatte er Krankheiten?

Pat.: Er hatte eigentlich immer Schmerzen ... wahrscheinlich psychosomatisch.

Es gibt also eine Familiengeschichte von psychosomatischen Beschwerden.

Arzt: Wer hat das jetzt an wen weitergegeben? Möchten Sie mir von Ihren Geschwistern erzählen?

Pat.: Mein Bruder Peter ... er hat uns immer Kopfzerbrechen gemacht. Mit 31 ist er erst von daheim ausgezogen, und dann kam heraus, daß er schwul war.

Kopfzerbrechen – Kopfschmerzen!!!
In allen Familien gibt es Geheimnisse (siehe da!).

Arzt: Wen hat das am meisten betroffen gemacht? Für wen kam es überraschend?

Pat.: Meinen Vater hat das fast umgebracht. Er griff dann zur Flasche ... auch ich hatte keine Ahnung ... wir waren uns doch so nah.

In jeder Familie gibt es Alkoholiker (siehe da!).

Arzt: Er heißt ja wie Ihr Sohn – haben die beiden Peters noch andere Gemeinsamkeiten?

Wir können ja mal eine behutsame Andeutung machen ... vielleicht erklärt das die Kopfschmerzen.

Dialog zwischen Arzt und Patientin

Gedanken des Arztes

Pat.: (mit Tränen in den Augen): Vielleicht bilde ich mit das auch nur ein, aber seit er von daheim ausgezogen ist, frage ich mich immer wieder, ob er nicht auch schwul ist.

Arzt: Können Sie diese Sorgen mit Ihrem Mann teilen?

Pat.: Niemals (schluchzend).

Sicher nicht! Er könnte ja auch zur Flasche greifen ...

Der Arzt verwendet dann nur noch wenige Minuten darauf, das Genogramm zu vervollständigen.

Obwohl es sicher wünschenswert wäre, in allen Krankenakten ein Genogramm zu haben, ist das sicher nur in wenigen Praxen möglich. Ärzte glauben oft, daß sie sowieso alle Angaben zum Patienten „im Kopf" hätten, aber nur aufgezeichnete Angaben stehen auch Kollegen, Mitarbeitern und Vertretern zur Verfügung. Genogramme stellen eine besonders rationelle Form dar, Informationen über die Familienstruktur, Krankheiten, Todesursachen und Beziehungen festzuhalten. Gerade auch **Mini-Genogramme** gestatten es, einerseits wichtige Details über die einzelnen Personen zu erfassen und gleichzeitig einen Familienfokus zu wahren.

Tips für Leser

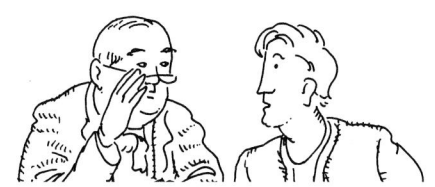

- Zeichnen Sie Ihr eigenes Genogramm und das Ihres Partners oder Freundes.
- Stellen sie sich vor, welchen Fragen Ihnen ein guter Hausarzt dazu stellen würde. Überlegen Sie sich die Bereiche, zu denen Sie nicht so gerne ausführlicher befragt werden wollten.
- Fragen Sie Ihre nächsten fünf Patienten nach der Gesundheit ihrer Eltern. Vergleichen Sie die Angaben mit Ihren Aufzeichnungen. Beobachten Sie, welche Auswirkung diese Exploration auf den weiteren Gesprächsverlauf hat.

4 Der familiäre Lebenszyklus

Dieses Kapitel behandelt

Familienphasen

Jede Familie durchläuft in ihrem Leben verschiedene Phasen. Jede neue Phase stellt, wie jede andere Veränderung des Familiengleichgewichts, eine potentielle Bedrohung für die bisherige Organisationsform der Familie dar.

Als der kleine Michael geboren wurde, wurde ein Vater über Nacht Opa, dessen Sohn wurde Vater, und die Schwiegermutter wurde Oma: Während jedes einzelne Familienmitglied in eine neue Rolle hineinwachsen muß, tritt die Familie als Ganzes in eine neue Phase ihrer Entwicklung ein. Dies macht eine ganze Reihe von Anpassungsprozessen erforderlich. Drei, wenn nicht gar vier unterschiedliche Generationen müssen sich gleichzeitig auf einen Übergang in ihrem Lebenszyklus einstellen. Denn Veränderungen auf einer Ebene haben unvermeidlich Auswirkungen auf die Beziehungen auf den anderen Ebenen. So, wie sich die Familie durch unterschiedliche Stadien bewegt, tun das auch die Beziehungen all ihrer Mitglieder zu den Eltern, Partnern, Geschwistern und allen anderen. Neue Mitglieder kommen hinzu, sei es durch Geburt, Adoption, Freundschaften oder Ehen, andere verlassen die Familie durch Trennung, Scheidung oder Tod – wenn überhaupt. Auch Menschen, die physisch gar nicht mehr da sind, können trotzdem im Leben ihrer Familie sehr präsent bleiben.

Die Phasen, durch die Familien gehen, sind

nicht willkürlich, sondern lassen sich gut in Stadien einteilen, die charakteristische Erscheinungsformen mit für sie typischen Problemen aufweisen. Sich diese Phasen mit ihren häufig anzutreffenden Krisen klarzumachen, erlaubt dem Arzt, Vorsorge zu treffen, beispielsweise durch Verhütungsberatung, Geburtsvorbereitungskurse oder Selbsthilfegruppen. Wenn er für Entwicklungsfragen von Familien offen bleibt, gelingt es ihm leichter, vorbeugend tätig zu werden (z.B. vorbeugende Beratung, Schwangerschaftsberatungskurse, Kurse über Kindererziehung und -ernährung anzubieten), Hypothesen über mögliche Ursachen von Störungen zu entwickeln und daraus eine vorausschauende, verantwortliche Beratung der Familie bei der Bewältigung der zu erwartenden Anforderungen abzuleiten. Diese Beratung kann dann auf der Kenntnis der Familienressourcen und den Erfahrungen mit den Bewältigungsstrategien beruhen, mit denen die Familie in der Vergangenheit die Phasen des Lebenszyklus bewältigt hat.

Der Begriff „Zyklus" impliziert ja ein Rad als Bild für das Familienleben, das sich endlos dreht und so eine Verbindung zwischen den verschiedenen Generationen herstellt. Familiärer Streß tritt üblicherweise in der Übergangszeit von einem Stadium zu nächsten auf. Symptome erscheinen typischerweise dann, wenn diese Übergänge behindert oder gar blockiert werden. Beispielsweise können Eheprobleme damit zu tun haben, daß die Abgrenzung von den eigenen Eltern und die Entwicklung einer eigenständigen Autonomie nicht gut gelungen ist.

Die Rahmenbedingungen eines solchen Familienzyklus sind sicherlich in starkem Maße kulturabhängig. Es gibt keine „richtigen" oder „falschen" Wege, diese Prozesse zu durchlaufen, und die verschiedenen Kulturen haben verschiedene Prozeduren und Riten entwickelt, um diese Übergänge zu markieren. Selbst in ein und derselben Kultur gibt es enorme Variationsbreiten, die abhängig sind von sozialen und Bildungsunterschieden, von sich rasch ändernden Moralvorstellungen und zahlreichen anderen Faktoren. Das Konzept des familiären Lebenszyklus kann ein nützliches Hilfsmittel sein, um Familien zu betrachten, aber nur unter Beachtung der Kontexte und der Anpassung an deren Weiterentwicklung.

Das Konzept des familiären Lebenszyklus

- erleichtert das Verständnis des physischen, psychischen und sozialen Kontextes von Symptomen und Problemen
- erlaubt dem Arzt, spezifische Hypothesen über aktuelle Ereignisse zu entwickeln
- gestattet eine zukunftsorientierte ärztliche Führung
- ermöglicht die Aufstellung praktischer Behandlungspläne und Handlungsanweisungen

Die Idee des Lebenszyklus mit abgrenzbaren Stadien ist alles andere als neu. Die meisten von uns sind mit einigen dieser Phasen aus dem eigenen Lebenszyklus vertraut – einer geraden Linie von einem quäkenden, spuckenden Etwas über einen mit gesunden Zähnen, Augen und Geschmack ausgestatteten Menschen bis hin zum zahnlosen, halbblinden Greis. Freud & Co. haben die orale, anale und genitale Phase erfunden. Piaget hat Erkenntnisse zur kognitiven Entwicklung beigesteuert. Erikson lieferte die neuen Ideen der sieben Stadien der Persönlichkeitsentwicklung, insbesondere mit der Adoleszenz und der frühen Erwachsenenzeit, und seit einigen Jahrzehnten ist schließlich die „Midlife-Krise" als Newcomer dazugekommen.

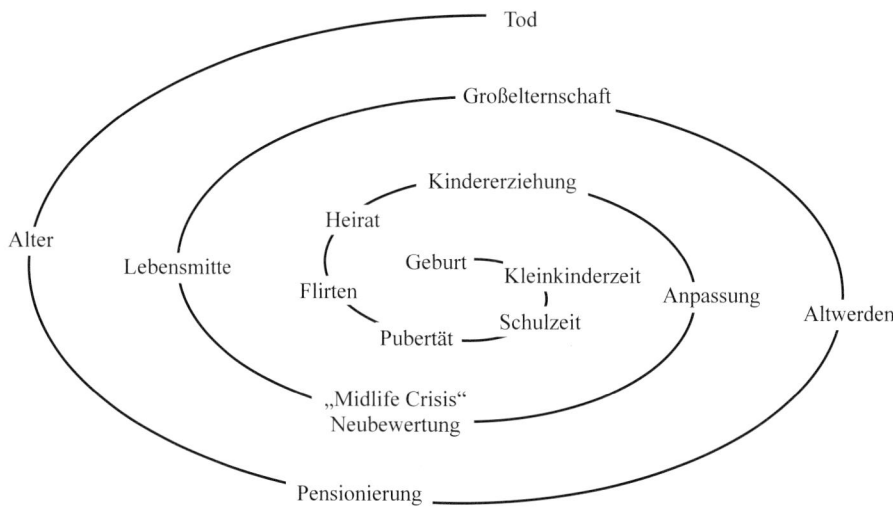

Die Spirale des familiären Lebenszyklus

Diese Graphik zeigt eine Möglichkeit, wie man sich den Lebenszyklus einer Familie vorstellen (konzeptualisieren) kann, nämlich als eine sich immer weiter ausdehnende Spirale, auf der sich gleichzeitig Erfahrungen der unterschiedlichen Generationen ereignen. Während sich einige Familienmitglieder im Inneren der Spirale bewegen, befinden sich andere in fortgeschritteneren Jahren immer weiter auf der Außenseite und bewegen sich über das späte Erwachsenenalter möglicherweise schon auf den Tod zu. Familien, ebenso wie Individuen, fällt es im allgemeinen nicht leicht, Veränderungen erfolgreich abzuschließen. Schon die Vorstellung von Veränderungen kann häufig eine „Krise" heraufbeschwören, mit allen ihren positiven und negativen Seiten. Krisen können eine Chance sein, neue Dinge zu erfahren und auszuprobieren. Da aber der Ausgang ungewiß ist, lösen sie bei vielen Menschen auch Panik aus. Sich angesichts einer neuen Situation so zu verhalten, als ob nichts geschehen wäre, ist eine nicht ungewöhnliche, wenn auch wenig praktische menschliche Reaktion.

Familien neigen ja zu eher homöostatischen Verharrungstendenzen – vielleicht ist das auch einer der Gründe dafür, daß wir sie einerseits als Zufluchtsort und andererseits als Falle erleben. Phasenübergänge sind dabei Zeiten besonderer Herausforderung, wobei einige Familienmitglieder sich einer Veränderung stärker verweigern als andere, was zu zunehmenden familiären Spannungen führen kann.

Ein erfolgreiches Absolvieren eines jeden Stadiums in diesem Lebenszyklus ist eine notwendige Voraussetzung für Wachstum und Weiterentwicklung in Familien. Die Fähigkeit, solche Veränderungen gemeinsam durchzustehen, ist dabei ganz wesentlich davon bestimmt, wie erfolgreich (oder auch weniger erfolgreich) die vorangegangenen Phasen bewältigt wurden. Oft entwickelt ein Familienmitglied gerade dann, wenn seine Familie unfähig ist, sich an veränderte Bedingungen anzupassen, Symptome und taucht beim Arzt oder in anderen beratenden Einrichtungen auf. Ein hilfreicher Weg ist es dann, sich zu überlegen, in welchem Übergangsstadium sich die Familie zu diesem Zeitpunkt befindet.

Fallbeispiel

Herr M. sucht seinen Hausarzt wiederholt wegen eher banaler Beschwerden auf. Eine organische Ursache kann auch nach sorgfältiger Untersuchung nicht gefunden werden. Gezieltere Fragen ergeben dann, daß diese Beschwerden vor drei Monaten begonnen haben, kurz nachdem sein erstes Kind geboren wurde, *„wonach ich mich dann irgendwie überflüssig gefühlt habe".* Trotzdem meint Herr M., daß er darüber nie mit seiner Frau gesprochen habe, *„das wäre ja doch irgendwie kindisch gewesen".* Herr M. kann sofort einen Zusammenhang zwischen seinen Beschwerden und den aktuellen Ereignissen in seiner Familie sehen. Nachdem ihm bestätigt wird, daß dies eine normale Phase ist, durch die viele Männer gehen, ist er in der Lage, mit seinem Arzt nach Wegen zu suchen, wie er eine anteilnehmende Aufmerksamkeit bei seiner Frau erreichen könnte. Er denkt darüber nach, wie er mit ihr gemeinsam überlegen könnte, wie sie sich beiden mehr Raum geben könnten, ohne die Bedürfnisse des Babys zu vernachlässigen.

In diesem Fall nutzte der Arzt das Konzept des familiären Lebenszyklus als eine Möglichkeit, ein spezifisches Problem eines jungen Mannes und seiner Familie besser verstehen zu können. Dies gab ihm die Möglichkeit, seinem Patienten dabei zu helfen, aktuelle Ereignisse deutlicher zu sehen und nun selbst nach Möglichkeiten zu suchen, wie er weiteren Belastungen besser vorbeugen könnte – nicht nur für sich selbst, sondern auch für die Familie als Ganzes.

Die folgende Tabelle beschreibt die unterschiedlichen Phasen des familiären Lebenszyklus. Sie stellt Zusammenhänge zu Problemen her, die Hausärzten häufig vorgetragen werden, und sie beschreibt Anforderungen und Veränderungsprozesse, die für diese Phasen typisch sind.

Die Stadien des familiären Lebenszyklus und ihre typischen Probleme

Phase	Anforderung	Erforderliche Veränderungen	Häufig vorgestellte Probleme
Paarbildung	sich auf ein neues System einlassen	sich über Rollen und Ziele einigen, Intimität erlernen, auswärtige Beziehungen (Herkunftsfamilie, Freunde) neu gestalten, eine gegenseitig befriedigende Beziehung herstellen	Sexualprobleme, Unfruchtbarkeit, Kopfschmerzen, Rücken- oder Brustbeschwerden
Elternschaft	neue Mitglieder integrieren	Von der Zweisamkeit zur Dreisamkeit, Elternschaft bewältigen: Frau, Geliebte, Mutter? Mann oder Vater? Reduzierung sozialer Kontakte, Bewältigung der Beziehung zu den Großeltern	Ernährungs- und Schlafprobleme, „Wochenbettdepression", Ehekonflikte, Affären, Kindesmißhandlung

Phase	Anforderung	Erforderliche Veränderungen	Häufig vorgestellte Probleme
Das Leben mit jungen Kindern	Kind(er) versorgen	Zuhause und Draußen (Schule) „meistern", Einüben von Getrenntsein, Differenzierung von Geschwisterbeziehungen	Nicht kontrollierbare Kinder, Enuresis, Tics, Eifersucht, Schulprobleme, Bauchschmerzen, elterliche Kommunikationsprobleme
Mit Jugendlichen umgehen	mit Grenzen flexibel umgehen	Unabhängigkeit und Kontrolle ausbalancieren, Wechsel zwischen Innen und Außen tolerieren, Experimentieren und Fremdheit ermutigen und ertragen	Psychotisches Verhalten, Ehekonflikte, Midlife-Krise, Affären und Liaisonen
Kinder loslassen	Kinder eigene Wege gehen lassen	Beziehungen neu aushandeln, das leere Nest neu füllen, Tolerierung von Unabhängigkeit, Neudefinition der Eltern-Kind-Beziehung	Trauer und Depressionen, zunehmende körperliche Krankheiten und Behinderungen, Demenz, Einsamkeit
(Gemeinsam) Alt werden	veränderte Generationsrollen akzeptieren	mit Krankheit und Tod umgehen, mit Enkelkindern umgehen, mit Verlust des Arbeitsplatzes und von Freunden umgehen, Verwitwung akzeptieren	Verlust und Trauer, protrahierte Trauerreaktionen, Depression, Demenz, körperliche Behinderungen und Einschränkungen, Pflegebedürftigkeit

Paarbildung

Ein Paar zu werden erfordert von beiden Partnern die Fähigkeit, eine große Zahl von Lebensbereichen neu auszuhandeln: wann und wie man miteinander spricht, ißt, schläft, arbeitet, wohnt, Ferien macht oder schweigt. Entscheidungen über Geld, Sex oder Abwasch werden nicht mehr individuell bestimmt, sondern müssen miteinander abgestimmt werden. Die Herkunftsfamilie hat vielleicht noch einige Tips und Rezepte zum Überleben mitgegeben, aber das Paar muß diese überdenken und auch einiges Gepäck loswerden, um gemeinsam neu zu beginnen, so, wie es in ihre aktuelle Situation paßt. Trotzdem werden viele Familien nicht davon ablassen, den Partner/die Partnerin ihres geliebten Kindes „auf Herz und Nieren" zu prüfen. Dies geht nicht ohne Span-

nungen ab und ist eine nicht unerhebliche Prüfung der Loyalität der Partner.

Es gibt ganz unterschiedliche Wege, die Paare wählen, um den Kontakt zu ihren Herkunftsfamilien zu regeln. Diejenigen, die in einer Ehe den einzigen Weg sehen, ihrer Herkunftsfamilie zu entkommen, bleiben häufig weiterhin sehr in ihrer Familie involviert, auch dann, wenn sie eine eigene Paarbeziehung aufgebaut haben. Eine Mischung aus Schuldgefühlen und Abweisung führt nicht selten zu heftigen Konfrontationen zwischen den Partnern. Schwiegereltern werden dann angewiesen, „sich nicht einzumischen". Aber auch 1000 km oder ganze Ozeane zwischen ihnen und dem Paar schaffen es nicht, die erwünschte Abnabelung zustande zu bringen. Viele Paare verlassen sich in solchen Situationen auf Mechanismen, die sie daheim gelernt haben. Viele finden ganz schnell heraus, wie einfach es ist, Streitkulturen, die mit den Eltern und Geschwistern eingeübt wurden, mit dem Partner neu zu inszenieren. Umgekehrt gibt es keinen Grund, warum jemand nicht auch positive Erfahrungen replizieren sollte, aber es kann dann auch sehr gut Konflikte darüber geben, in welchem Maße wessen Skript in der neuen Beziehung weiterleben kann. Manche Menschen fühlen sich so stark mit ihrer Herkunftsfamilie verbunden, daß sie dazu neigen, ihre „bessere Hälfte" von diesem wichtigen Teil ihres Lebens auszuschließen und exklusive Beziehungen zu pflegen, die früher oder später zu Problemen führen werden. Man könnte fast sagen, daß solche Erwachsenen eher eine Ehe mit ihren Eltern als mit ihrem Partner führen. Es gibt aber auch solche Erwachsene, die Partner suchen, die die Beziehung zu ihrer Herkunftsfamilie für sie regeln; eine Lösung, die anfänglich gut funktionieren mag, aber auf die Dauer oft eine Menge Probleme schafft und den Partner in konfliktträchtige Beziehungen verwickelt.

Darüber hinaus können auch kulturelle Aspekte Familien sehr betreffen, insbesondere dann, wenn sie versuchen, angeblich „gefährliche Verbindungen" zu unterbinden, die Religions-, Bildungs-, Klassen- oder Rassengrenzen überschreiten; Vergleichbares könnte man sicher auch über homosexuelle Beziehungen sagen. Wie sich dann die nächste Generation zu diesen Wertfragen stellt, ist eine ganz andere Frage. Ein stoisches Akzeptieren der Erwartungen der Eltern, aber auch deren massive Zurückweisung können in gleicher Weise bei jungen Menschen zu Belastungen führen und resultieren nicht selten in unterschiedlichen Verhaltensauffälligkeiten.

Wenn **Paarbeziehungsfragen** zur Diskussion stehen, können beide Partner erscheinen, oder auch nur einer. Bevor sie „gute Ratschläge" erteilen, sollten Ärzte eine Reihe von Beziehungsfragen klären:

Die persönliche Vorgeschichte des Paares:

Wie lange sind Sie zusammen? Wie haben Sie sich kennengelernt?

Aspekte der aktuellen Partnerbeziehung:

Was sind Ihre Stärken und Ihre gemeinsamen Interessen?
Wer macht was? Wie sind die Rollen und Aufgaben verteilt?
Wie werden Vereinbarungen getroffen?
Was sind Themen für Konflikte, und wie werden solche gelöst?

Zukunftspläne:

Wie muß sich Ihre Beziehung entwickeln, damit Sie dabei bleiben? Was muß sich ändern?
Was würde geschehen, wenn es zu einer Schwangerschaft käme?

Haltungen und Positionn der Eltern zu dieser Beziehung:

Wie stehen Ihre Eltern zu dieser Beziehung? Wie die Ihres Partners?
Halten sie Sie für gut genug für ihr Kind?

Beziehungen des Paares zu ihren Herkunftsfamilien:

Wer von Ihnen beiden hat die engere Beziehung zur Herkunftsfamilie? Sie oder Ihr Partner?
Wenn es für Ihren Partner zu einem Loyalitätskonflikt zwischen Ihnen und der eigenen Mutter käme, wem würde die größere Loyalität gelten?

Solche Befragungen ermutigen einen oder beide Partner, über ihr gemeinsames Leben und über dessen Belastungen zu reflektieren. Das allein kann schon hilfreich sein und zu einigen Klärungen führen. Trotzdem werden einige Patienten darauf bestehen, ihren Arzt mit bestimmten Fragen um eindeutige Ratschläge zu bitten:

> Sagen Sie mir doch bitte, was ich tun soll!
>
> Ich liebe ihn sehr, aber irgendwie können wir nicht aufhören, zu streiten.
>
> Sie hängt ständig mit ihrer Mutter zusammen. Es reicht mir langsam.
>
> Sie wünscht sich so sehr ein Kind, aber ich denke, daß wir uns das jetzt nicht leisten können.
>
> Sollen wir nicht den Kontakt zu den Schwiegereltern ganz abbrechen?
>
> Wir haben sexuelle Probleme.
>
> Wir streiten ständig über Geld.

Diese grundsätzlichen Fragen werden einen oder beide Partner ermutigen, über ihre gemeinsame Beziehung und den Druck, dem sie ausgesetzt ist, nachzudenken.

Es ist sicherlich notwendig, auf die Wünsche der Patienten einzugehen. Aber anstatt bestimmte Verhaltensweisen zu verschreiben, kann es viel nützlicher sein, eine Reihe alternativer Vorgehensweisen vorzustellen und es den Patienten zu überlassen, diejenigen auszuwählen, die ihnen momentan am nützlichsten erscheinen.

Man könnte damit beginnen, zu sagen:

Haben Sie schon mal daran gedacht, ...

... was Sie dazu tun könnten, daß er/sie sich in ihrer Beziehung besser fühlt?

Beispielsweise:

- offener über Ihre Sorgen zu sprechen, so wie jetzt mit mir?
- sie/ihn mit etwas zu überraschen, mit dem sie/er nicht rechnet?
- herauszufinden, was es genau ist, das sie/ihn so wütend macht?

- es dann mal eine Zeit zu unterlassen und zu sehen, was dann passiert?
- Warten Sie nicht darauf, daß sie/er sich ändert. Sie können ja nur sich selbst verändern, und einer muß ja den Anfang machen.

... was Sie dazu tun können, um miteinander zu einer gemeinsamen Vereinbarung darüber zu kommen, ob und wann Sie Kinder haben wollen? Beispielsweise:

- einen guten Zeitpunkt zu finden, von dem Sie wissen, daß er/sie offener für Ihr Anliegen sein wird?
- ihn/sie mitzunehmen zu Freunden, die auch kleine Kinder haben?
- zu zweit hierher zu kommen, um mit einem Dritten die Vor- und Nachteile von Kindern zu besprechen? (Besonders dann, wenn Sie befürchten, daß Sie allein Ihre Argumente nicht ohne Abwertungen oder gar Beleidigungen vorbringen können.)

Sicherlich ist auch dieses Vorgehen eine Form von Beratung, aber eher eine indirekte, die es den Patienten überläßt, ob sie eine Anregung übernehmen wollen oder nicht. Dieses Vorgehen stellt klar, daß nicht der Arzt die Antworten hat, sondern daß es an den Patienten liegt, gemeinsame Antworten zu suchen.

Haben Sie schon mal daran gedacht, ...

... was Sie dazu beitragen könnten, die Situation mit den Schwiegereltern zu erleichtern?

Beispielsweise:

- klarer und eindeutiger darüber zu reden, wie häufig, wie lange und unter welchen Umständen man sich sieht?
- mit Ihrem Partner darüber zu reden, wie Sie wünschen, daß er sich verhält,

wenn Sie angegriffen oder kritisiert werden?

- sich darüber klar zu werden, was Sie sagen werden, wenn dies wieder geschehen sollte?

... was Sie selbst dazu beitragen könnten, die sexuelle Beziehung erfüllter zu gestalten?

Beispielsweise:

- offener über Ihre Wünsche, Sehnsüchte oder Träume zu sprechen?
- offener über Ihre Ängste (Versagen, Schwangerschaft, Untreue ...) zu sprechen?
- fachliche Hilfe in Anspruch zu nehmen?

... was Sie selbst dazu beitragen könnten, daß Geld weniger ein Thema zwischen Ihnen wird?

Beispielsweise:

- Einrichtung gemeinsamer oder getrennter Konten
- wöchentliche, monatliche oder jährliche Budgetplanungen zu machen

Alltag, Sex, Kinder, Schwiegereltern und Geld sind die Hauptthemen in Paarbeziehungen. Zu lernen, wie man diese Dinge gemeinsam klärt, wie man Unterschiede akzeptiert, wie man Partner sein kann und gleichzeitig die eigene Identität erhält, das sind die Anforderungen, vor denen alle Paare und ihre Familien in dieser Lebensphase stehen.

Um einen guten Übergang in die nächste Phase zu erreichen, sollten einige dieser Fragen geklärt sein, so daß sich das Paar den Anforderungen der folgenden Phasen stellen kann: *ob und wann sie Kinder haben wollen.* Einer oder beide Partner werden dann vielleicht ihren Hausarzt konsultieren – zu Fruchtbarkeitsfragen, wegen der Sorge um genetische Probleme oder auch nur wegen des Stillens oder wegen Rückenschmerzen. Schwangerschaftssprechstunden ermöglichen Paaren, offen Fragen über die Sicherheit von Sex in der Schwangerschaft zu stellen, oder Fragen zu Aspekten der Entbindung oder zu anderen Bereichen ihres Sexuallebens (oder eines Mangels desselben). Die folgenden Fragen sind „Schlüsselmomente" zur Vorbeugung weiterer Probleme, beispielsweise einer schlechten Bindung an das Kind oder auch einer Wochenbettdepression:

Wie hat diese Beziehung (man kann auf den Bauch zeigen) Ihre anderen Beziehungen beeinflußt?

Welche Gedanken machen Sie sich über Ihr Kind?

Kommt Ihre Mutter, um Ihnen zu helfen, wenn Sie das Baby haben? Wie wird Ihr Partner damit zurechtkommen?

Was wird sich in Ihrem Leben ändern, wenn Sie zu dritt sind?

Wie hat sich ihr Leben nach der Geburt Ihres ersten Kindes verändert? Welchen Einfluß hatte das auf die Beziehung zwischen Ihnen und auf die zu Ihren Eltern und Schwiegereltern? Waren das gute Erfahrungen? Könnte das bei diesem späteren Kind anders sein?

Viele Fragen – vielleicht zu viele? Jede gestellte Frage wirkt wie eine Suggestion und öffnet die Patienten für potentielle neue Perspektiven. In diesem Sinne können diese Fragen einen therapeutischen Effekt haben. Sie können Initiativen für neue Suchprozesse sein.

Elternschaft

Wenn aus einer Zweier- eine Dreiergemeinschaft wird, verändert sich die Balance in mehrfachen Bereichen: Arbeit, Freunde, Geschwister, Paarbeziehung und Herkunftsfamilie. Privatheit und Intimität rücken in den Hintergrund, was nicht selten zu großer Unzufriedenheit bei zumindest einem Partner führt.

Das neue Baby ist oft der Vorreiter einer neuen (besseren) Beziehung zu den Schwiegereltern. Zu viele Hilfsangebote können dann zu neuen Problemen führen. Finanzielle Unterstützung führt zu der Annahme, daß die frisch gebackenen Großeltern „das Beste für alle" empfehlen oder gar vorschreiben könnten oder wollten.

Wiederholte Vorstellungen des Säuglings beim Arzt wegen eher geringfügiger Probleme können ein Zeichen dafür sein, daß eine junge Familie Schwierigkeiten damit hat, sich den Anforderungen dieser neuen Lebensphase anzupassen. Häufig beschriebene Probleme, die sich um Schlafen, Schreien oder Füttern drehen, sind allen Haus- und Kinderärzten vertraut. Recht bald fühlen sich ein oder beide Partner erschöpft, und meistens klagen Mütter als erste über Niedergeschlagenheit. Sie fühlen sich durch ihre Männer nicht unterstützt, die angeben, dringend ihren Schlaf für ihre Arbeit zu brauchen. Je mehr die Männer sich zurückziehen, um so überfürsorglicher und erschöpfter erscheinen die Frauen. Postnatale depressive Reaktionen sind sehr häufig, können aber in den meisten Fällen von Hausärzten gemeinsam mit erweiterten psychosozialen Hilfsangeboten gut behandelt werden.

In seltenen Fällen kann es aber auch so weit kommen, daß Mütter ihrem Arzt erzählen, daß sie befürchten, ihrem Kind „etwas anzutun". Solche Klagen müssen sehr ernst genommen werden und bedürfen rascher Intervention: An erster Stelle steht der Rückgriff auf die Ressourcen der Familie: Ehemann, erweiterte Familie, Freunde. Es sollte aber auch über die Hinzuziehung von Fachdiensten wie Psychiater oder Jugendamt nachgedacht werden, besonders wenn ernster Verdacht besteht, daß das Baby in Gefahr ist. Mütter wünschen sich in einer solchen Situation auch, daß sie sich in einem Krankenhaus erholen können, wo sich andere um sie kümmern. Körperliche und seelische Erschöpfung, Depressionen, hysterische Symptome, Eßstörungen und mangelnde Körperpflege können Symptome von „Baby-Blues" sein, die der Kliniker zu diesem Zeitpunkt zu sehen bekommt.

Akute Symptome werden den Kliniker dazu veranlassen, sofort zu (re-)agieren. Es gilt, die häusliche Situation abzuschätzen: Kann die Betroffene daheim ausreichend versorgt und überwacht werden, oder muß sie stationär aufgenommen werden? Ist die Sicherheit des Kindes ausreichend garantiert? Ein Hausbesuch kann nötig werden, um die Situation beurteilen zu können und zu entscheiden, ob sie daheim geregelt werden kann und ob man sich auf die Ressourcen der Familie oder andere Unterstützungssysteme verlassen kann oder ob zusätzliche Hilfe notwendig ist.

Wenn man mit Paaren arbeitet, ist das vorrangige Ziel, sie dazu zu veranlassen, sich auf die spezifischen Probleme zu konzentrieren und nicht von einem Thema zum anderen zu wandern. Allein sie dazu zu bringen, sich auf ein Thema zu einigen, kann schon ein therapeutischer Prozeß sein, solange sich der Kliniker darüber im klaren bleibt, daß es nicht sein Job ist, die Probleme der Patienten zu lösen. Seine Rolle sollte sich darauf beschränken, die Diskussion auf die relevanten Themen zu fokussieren, und er sollte darauf achten, sich nicht in eine Argumentation verwickeln zu lassen, die ihn parteiisch erscheinen läßt. Sein Ziel ist es, das Paar dazu zu bringen, miteinander über die Lösung umschriebener Probleme zu reden, die auf die eine oder andere Weise mit der Versorgung des Babys, den Belastungen der Paarbeziehung oder mit den Konsequenzen einer Dreierbeziehung zu tun haben.

Das erste Kind bringt die Großeltern zuweilen mit einem Knall auf die Bühne zurück. Für einige Familien mag das eine Erleichterung sein, für andere ist es eine zusätzliche Belastung. Die Aufgabe des Arztes kann es dann sein, den Patienten dabei zu helfen, über die Konsequenzen eines zu eiligen „Ja" oder „Nein" nachzudenken.

> Was wird geschehen, wenn Ihre Mutter zu rasch die Verantwortung übernimmt? Wenn sie immer da ist, wie wollen Sie dann diese ganzen Aufgaben selbst erlernen?
>
> Können Sie sich vorstellen, daß Ihre Eltern oder Schwiegereltern überhaupt eine Hilfe werden? Könnten Sie mögliche Hilfeleistungen auflisten?
>
> Woran würden Sie erkennen, wann Sie Grenzen setzen müssen? Auf welche Weise würden Sie das tun? Wie würde sich das auf Ihre Ehe auswirken?

Eltern zu werden stellt für viele Paare eine Belastung dar. Es überrascht deswegen nicht, daß ein großer Teil der Beziehungen und Ehen im ersten Jahr nach der Geburt des ersten Kindes zerbricht. Eine Reihe Ehemänner können den Gedanken oder die Erfahrung, die zweite Geige zu spielen, kaum ertragen. Sie haben Affären oder sind ganz offen oder versteckt eifersüchtig auf die „Affäre", die ihre Frau mit dem Kind hat. Die ärztliche Betreuung der Mutterschaft bietet vielfache Möglichkeiten, Frühsymptome von Eheproblemen zu erkennen und vorbeugende Hilfe anzubieten.

Das Leben mit jungen Kindern

Junge Kinder stellen fortwährend Anforderungen an ihre Eltern. Der Weg vom Trotzalter bis zur Pubertät ist gepflastert mit allen möglichen Freuden und Leiden. Zu Beginn dieser Reise sind Eltern damit beschäftigt, „kleine Monster zu zähmen", einem Kleinkind beizubringen, das „richtige" Essen „richtig" zu essen, zur „richtigen" Zeit schlafen zu gehen, die „richtigen" Dinge zur „richtigen" Zeit zu sagen, die Ausscheidungen am „richtigen" Platz zu deponieren. Ganz unterschiedliche Kleinkinder entwickeln auf diesem Wege eine gemeinsame Meisterschaft, nämlich die im Überlisten ihrer Eltern. Ja, sie werden geradezu zu Experten, wenn es darum geht, die Eltern gegeneinander auszuspielen, bis sie sich in die Haare geraten darüber, was richtig und was falsch ist.

In der ärztlichen Praxis werden diese Kinder dann als „unkontrollierbar" vorgestellt. Meistens können sich die Eltern in solchen Fällen nicht über den „richtigen" Umgang einigen. Typischerweise wird der eine Elternteil dann als „zu weich" und der andere, wie zu erwarten, als „zu hart" beschrieben. Einkoten, Einnässen, regelmäßiges Schlafen im Ehebett (eine häufige Variation ist auch das Schlafen mit Mutter im Ehebett und Vater im Kinderbett), ständiges Streiten zwischen Geschwistern – alles dies sind häufige Szenarien in dieser Lebensphase.

Ärzte können diese Gelegenheiten gleich beim Schopf packen:

> Sie sagen also, daß Ihr Kind in Ihrem Bett schläft. Sehen Sie das als Problem an? Wollen Sie das so? Wenn Sie das nicht für immer so weiter führen wollen, wie könnten Sie es ändern? Vielleicht versuchen Sie gleich jetzt einmal, miteinander zu besprechen, wie Sie ihn/sie aus Ihrem Bett herausschaffen könnten. Was müßte gesche-

hen, damit das auch wirklich passiert? Versuchen Sie doch mal, das gleich hier zu besprechen!

Taugen Ärzte als Schiedsrichter?

Jenseits des sechsten Lebensjahres werden Kinder oft mit Bauchweh oder Halsweh vorgestellt, was zu häufigem Fehlen in der Schule führen kann. Bei weiterem Nachfragen zeigen sich dann rasch Meinungsverschiedenheiten der Eltern darüber, ob diese Beschwerden ein Fehlen des Kindes in der Schule rechtfertigen oder nicht. Hausärzte werden in solchen Fällen nicht selten als Schiedsrichter angerufen. Wiederum verfolgt ein Elternteil einen eher weicheren Ansatz, während der andere eine härtere Gangart („Was soll dieser Unsinn?") anschlägt. Die folgenden Fragen können nützliche Informationen erhellen.

Wer hat in Ihrer Familie noch häufig Bauchweh? Von wem hat er/sie das gelernt?

Wenn er/sie sagt, daß er/sie Bauchweh hat, was antworten Sie dann darauf? Wie sieht Ihr Partner das? Wie einigen Sie sich über ein gemeinsames Vorgehen?

In Fällen, in denen Ärzte als Schiedsrichter angerufen werden, lohnt es sich, sich zu fragen, was der Gewinn sein könnte, wenn man für eine Seite Partei ergreift. Im allgemeinen kann man es sich nicht leisten, einen Partner gegen sich einzunehmen, indem man sich mit dem anderen verbündet. Dies macht es erforderlich, eine eher neutrale Position einzunehmen.

Ich weiß auch nicht, was hier richtig oder falsch ist. Ich stelle nur fest, daß Sie beide sehr unterschiedliche Vorstellungen darüber haben, ob Ihr Sohn/Ihre Tochter in sol-

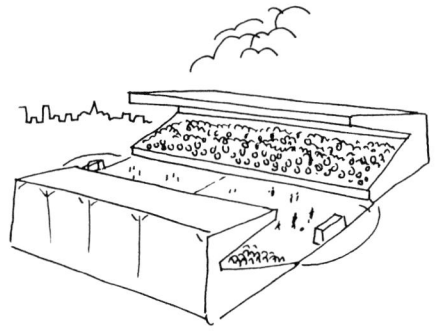

Letzte Woche kam ein Paar zu mir in die Sprechstunde, und sie haben die ganze Zeit gestritten. Ich hab mich da wie ein Schiedsrichter gefühlt, gräßlich, sag ich Ihnen!

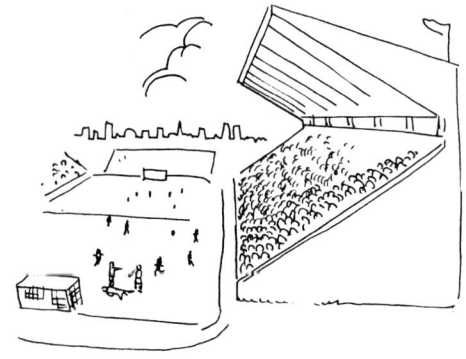

Aber sind Schiedsrichter nicht sehr hilfreich?

Nein, überhaupt nicht ...

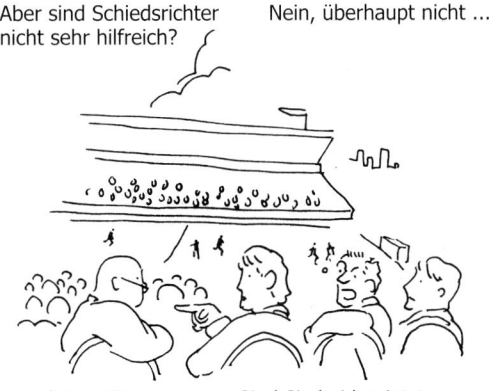

... nehmen Sie zum Beispiel uns beide. Die ganze Zeit streiten wir jetzt hier herum. Wenn da jedesmal ein Schiedsrichter eingegriffen hätte, hätten wir sicher nicht so viel voneinander gelernt. Gegensätzliche Standpunkte führen zu neuen Ideen.

Sind Sie beiden jetzt endlich still! Sonst laß ich Sie hinauswerfen!

chen Fällen zu Schule gehen muß. Das muß doch verwirrend für ihn/sie sein. Meinen Sie, daß es einen Weg geben könnte, wie Sie Ihre Meinungsverschiedenheiten beilegen könnten, so daß Ihr Kind nicht mehr einen gegen den anderen ausspielen kann?

In dieser Lebensphase ist es aber nicht immer nur das Kind, das als „Problem" vorgestellt wird. Es kann auch durchaus vorkommen, daß ein Elternteil sich mit unspezifischen Beschwerden an den Hausarzt wendet, da man es mit „dieser ganzen Bande" (häufig den Partner mit eingeschlossen) nicht mehr aushalte. Wenn Kinder in die Schule gehen und vielleicht sogar auch nachmittags versorgt sind, mag sich der Hauptversorger (besser noch, die Hauptversorgerin!) fragen, was er/sie mit der gewonnenen Zeit anfangen soll: Eine Teilzeitbeschäftigung annehmen? Eine Ausbildung oder ein Studium fortsetzen oder beginnen? Oder gar eine Vollzeitbeschäftigung aufnehmen? Dies kann dann wiederum zu Ehekrisen führen, die, wenn sie nicht zu besprechen sind, den einen oder anderen Partner mit körperlichen oder psychischen Beschwerden in die Praxis führen.

Wachsende Familien brauchen auch mehr Platz und mehr Geld. Wenn beide Eltern arbeiten müssen, um Miete, Essen, Kleidung etc. zu sichern, bleibt weniger Zeit für ein Zusammensein. Die Risiken fehlender Unterstützung und schlechter Kommunikation wachsen dann schnell. Vielleicht werden diese Risiken aber auch durch eine größere finanzielle Sicherheit wieder aufgewogen. Das kann nur im Einzelfall entschieden werden.

Mit Jugendlichen umgehen

Machen Sie sich nichts vor – Jugendliche zu managen gehört zu den schwierigsten Herausforderungen des Lebens! Für viele Menschen ist die Pubertät nicht nur eine Lebensphase, sondern wie eine Krankheit! Essen, Geld, Sex, Schule, Gott oder Götter, einfach alles kann zu einem Problem werden. Die Jugendlichen müssen durch eine ganze Reihe von offenen und versteckten Identitätskrisen und laden ihren Familien über längere Zeiträume eine Menge Streß auf. Alles ist im Umbruch, nichts mehr stabil, und die „Kids" schwanken zwischen dem Anspruch nach Autonomie und dem nach Versorgtwerden hin und her. Genauso die Eltern: Auch sie schwanken zwischen der Sehnsucht, ihn/sie los zu werden, und der, ihr Kind zurück haben zu wollen, hin und her. Binnen Minuten können sich derartig explosive Situationen entwickeln, daß Eltern sagen: „Hau ab und komm nie wieder!" und nur Minuten später den Wunsch haben: „Komm doch endlich wieder heim!"

Die „Vierjahresspanne" ist typisch für diese Zeit. Eltern neigen dazu, ihre Kinder für zwei Jahre jünger, und diese selbst neigen dazu, sich für zwei Jahre älter als ihr tatsächliches Alter einzuschätzen. Hausärzte können mithelfen, diese Spanne zu überbrücken, und auf diese Weise einen Beitrag dazu leisten, daß beide Parteien sich besser verstehen und wieder einander annähern können.

Es ist nicht ungewöhnlich, daß ein oder beide Elternteile in die Praxis kommen und sich bitterlich über das unmögliche und unverantwortliche Benehmen ihrer jugendlichen Kinder beklagen. Typischerweise werden diese als unkontrollierbar beschrieben, was dadurch bestätigt scheint, daß es nicht möglich ist, sie mit in die Praxis zu bringen. Die Klageliste umfaßt meistens mehrere der folgenden Punkte: Streunen, Gewalt, Stören in der Schule und daheim, sexuelle Auffälligkeiten, körperliche Vernachlässigung, Drogengebrauch, Selbstbeschädigung, Delinquenz, schlechten Umgang (diese Liste kann beliebig erweitert werden).

Schaffen es die Eltern, auf welche Weise auch immer, die Jugendlichen in die Praxis zu bringen, erwarten sie meist, daß es dem Arzt gelingt, sie zur Räson zu bringen. Bevor man sich dazu hinreißen läßt, diesem verständlichen Wunsch nachzugeben, sollte man sich reiflich überlegen, ob es klug ist, diese(n) Jugendliche(n) als „ausgeflippt" oder „schlecht" zu bezeichnen. Dies im Namen der Eltern zu tun, wäre kaum dazu geeignet, das Kontrollproblem der Eltern zu lösen, ganz zu schweigen davon, das Vertauen der Jugendlichen zu gewinnen. Diese Thematik könnte statt dessen mit den Eltern auf folgende Weise angesprochen werden:

> Inwiefern könnte es Ihnen helfen, wenn ich ihm/ihr Bescheid sagen würde? Wie würde Ihr Sohn/Ihre Tochter dann wohl über Sie denken? Wenn er/sie auf mich hören würde, aber nicht auf Sie – was würde das bedeuten? Wie könnten Sie mit den Folgen umgehen?

> Wie wäre es, wenn er/sie hier auf mich hören würde, aber der ganze Streß wäre wieder da, sobald Sie daheim wären? Ich kann ja wohl schlecht bei Ihnen einziehen, um ihn/sie zu erziehen. Wie wäre es, wenn Sie gemeinsam nach Wegen suchen könnten, wie Sie ein gutes Team werden, um mit ihm/ihr klar zu kommen?

Es erübrigt sich, besonders hervorzuheben, daß es dann noch immer Eltern gibt, die nicht aufhören werden, und es liegt am Arzt, „nein" (oder vielleicht auch „ja") auf diese Bitten zu sagen. An dieser Stelle sollte besonders darauf hingewiesen werden, daß diese Fragen sich auch bei getrennten Eltern bewähren – vereinte Anstrengungen können gerade dann besonders gefragt sein. Es kann auch notwendig sein, Jugendliche allein zu sehen. Dies kann zwar Probleme mit Vertraulichkeit und Schweigepflicht aufwerfen; es gibt aber viele Themen, die Jugendliche nur ohne die Anwesenheit der Eltern ansprechen. Gerade in Fällen, in denen Mißbrauch, Geschlechtskrankheiten, Schwangerschaft oder ähnliches angenommen wird, kann ein Einzelgespräch unumgänglich sein. Bei solchen Gesprächen steigt die Wahrscheinlichkeit, daß die Jugendlichen sich angemessen benehmen, um den Arzt für sich als Verbündeten gegen die „total spießigen" Eltern zu gewinnen. Die eigene Lebensphase kann Ärzte dann leicht dazu verleiten, sich eher mit der einen oder der anderen Altersgruppe zu verbünden, und jeder sollte sich prüfen, was die eigenen Motive für eine eventuelle Parteilichkeit sind. Eine **Weitwinkelperspektive** einzunehmen, sich also daran zu erinnern, daß immer mehr als ein „bad boy" nötig ist, um ein Familiendrama zu produzieren, ist in jedem Fall hilfreich.

Mit Jugendlichen könnten dazu folgende Themen besprochen werden:

> Worüber würden sich Deine Eltern sorgen, wenn Du dazu keinen Anlaß mehr geben würdest?

> Wie schlimm müßtest Du Dich aufführen, bis sie dazu kämen, sich zu einigen?

Mit Jugendlichen ins Gespräch zu kommen, kann sehr schwierig sein. Einsilbige Antworten wie „weiß nicht" oder feindseliges Schweigen sind nicht selten und bringen ungeübte Ärzte in unangenehme Situationen. In solchen Lagen sollte man den Wunsch, nichts zu sagen, respektieren:

> Es gibt sicher gute Gründe, hier und jetzt nichts zu sagen. Ich mag Dich auch nicht weiter drängen.

Mit den Eltern könnte dann das Gespräch fortgesetzt werden:

> Wenn Ihr Sohn bereit wäre, jetzt zu sprechen, was würde er wohl sagen – über Sie, über mich, über die angesprochenen Themen?

Überraschenderweise führt diese Gesprächsführung oft dazu, daß die Jugendlichen den von den Eltern angenommenen Antworten widersprechen, und der Arzt erhält so einen Eindruck von den Familieninteraktionen. Viele Jugendliche haben unglaubliche Fähigkeiten darin entwickelt, ihre Eltern gegeneinander auszuspielen und üblicherweise den einen zum „Feind" und den anderen zum „Retter" zu machen. Dies führt nicht selten zu lautstarken Konflikten zwischen den Partnern, die dann zu unterschiedlichen Zeiten gemeinsam mit dem Jugendlichen gegen den Partner Partei ergreifen. Man findet auch Situationen, in denen die Jugendlichen von einem Elternteil dazu eingespannt werden, den Partner in einer Weise zu kommentieren, die jenem nicht im Traum einfallen würde. Solch versteckte Kollusionen bringen Jugendliche in unentrinnbare Situationen, und viele sehen den einzigen Ausweg darin, derart heftig zu eskalieren (Gewalt, Sucht, Suizidversuche), bis die Eltern ihren kalten Krieg vertagen, um zur Bewältigung dieser Krise mit „einer" Stimme zu sprechen.

Aber es sind beileibe nicht nur Jugendliche, die in einer solchen Situation als „das Problem" vorgestellt werden. Auch die Eltern selbst bringen psychische oder körperliche Beschwerden vor. Diese können von Kopf- oder Rückenschmerzen über Erschöpfung bis zu Panikattacken und Depressionen reichen. Die erwachende Sexualität ihrer Kinder kann sie auch mit eigenen Mängeln an Erlebnissen und Nähe konfrontieren. Gerade wenn Eltern (meistens Mütter) ihren Arzt nach Verhütungsmitteln für ihre Töchter fragen, können Ehethemen vorsichtig(!) angesprochen und das Gespräch mit einem Beratungsangebot verbunden werden.

Kinder loslassen

Kinder loslassen zu können und dann erfüllt weiterzuleben ist keine einfache Aufgabe. Es impliziert eine völlige Neubewertung der Ehe (das heißt, „die Ehe zu erneuern" oder an Trennung zu denken) und den Aufbau von Erwachsenen-Beziehungen zu den „Nicht-mehr-Kindern". Diese sonderbare Position hat Menschen (besonders Frauen) dieser Generation den Namen „Sandwich-Generation" eingebracht, denn sie sind eingezwängt zwischen den Bedürfnissen der häufig noch finanziell und emotional von ihnen abhängigen nachfolgenden Generation einerseits und der Notwendigkeit, für die immer hinfälliger werdende vorangehende Generation zu sorgen, andererseits. Das kann zu „letzten" Versuchen führen, mit den Älteren „alte Geschichten" in Ordnung zu bringen und ungelöste Konflikte beizulegen.

Von der Familie fortzugehen kann Jüngeren dazu verhelfen, mehr darüber herauszufinden, wie ähnlich, aber auch wie unterschiedlich sie zu den Älteren und Geschwistern sind oder inwieweit sie bereit sind, den Erwartungen der Familie zu entsprechen. Diese Zeit bedeutet das Experimentieren mit Gruppen von Gleichaltrigen und Sexualität, mit dem Arbeits- oder Studienalltag, vielleicht auch mit Arbeitslosigkeit und finanzieller Bedürftigkeit. Auf der anderen Seite wollen junge Menschen ihre Muskeln zeigen und Unabhängigkeit demonstrieren, wobei sie dann aber auch wieder Angst vor der eigenen Courage empfinden können.

Ärzte befinden sich dann leicht in der Situation, mit „trauernden" Eltern umgehen zu müssen (auch dann, wenn niemand gestorben ist); auch die Ehe der Eltern selbst kann als Problem vorgestellt werden. Es ist eine Zeit, in der Scheidungen sich häufen, oft gleichzeitig mit der Menopause.

Ich erinnere mich, daß Sylvia jetzt studieren geht, und auch daß Michael nächstes Jahr mit der Schule fertig wird ... Ich frage mich, was das für Sie alle bedeuten wird?

Das frei werdende Nest kann für viele Familien etwas sein, auf das sie sich freuen, da nun eine Zeit größerer Freiheiten eingeläutet wird, in der lange vernachlässigte Hobbys oder andere Interessen wieder aufgenommen werden können. Für andere Familien ist diese Phase mit großen Ängsten verbunden. Sie schieben sie so weit wie möglich vor sich her, da sie große Ängste vor der neuen Leere haben, die sie nicht zu füllen wissen. Der Beobachtungsfokus des Arztes sollte in so einem Fall auf der Ehe der Eltern liegen. Er könnte hilfreich sein bei der Entscheidungsfindung, ob die Beziehung neu bereichert werden kann oder ob eine Trennung ansteht. Alles, was er tun kann, ist, sich als Gesprächspartner anzubieten und nicht etwa die eine oder andere Richtung zu favorisieren. Sollte er in diese Falle gehen, wird er leicht „beschuldigt", die Ehe zerstört oder ein quälendes Leiden unnötig verlängert zu haben. Psychische oder körperliche Erschöpfung, Sexualstörungen, Arbeitsüberlastung, Alkohol- oder Nikotinmißbrauch werden in diesen Zeiten häufig präsentiert. Die anstehende Berentung kann zusätzliche Ängste auslösen. Diese vorausschauend zu besprechen kann dabei helfen, die Krankheitsrisiken nach der Berentung zu senken.

(Gemeinsam) Alt werden

Wenn die Kinder die Familie verlassen haben, wird der Familienkreis im allgemei-

Diese Lebenszyklus-Idee hat etwas von einer Wippe. Wenn Sie sich auf das andere Ende setzen, bekommen wir sogar ein ausbalanciertes Verhältnis.

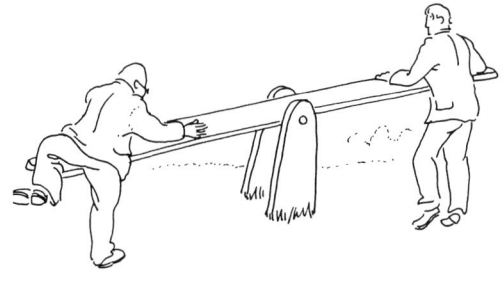

Ich verstehe – Familienmitglieder suchen nach einem ausbalancierten Verhältnis von unterschiedlichen Gewichten und Gefühlen, bis sie so etwas wie ein Gleichgewicht erreicht haben.

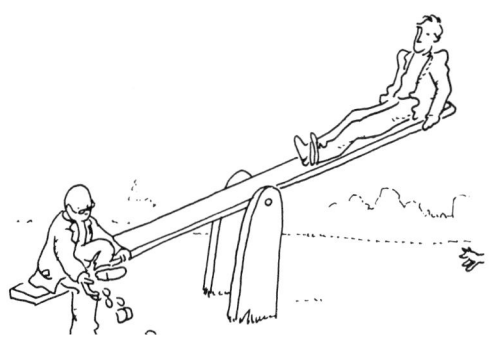

nen um neue Partner und Enkelkinder erweitert. Wir sollten uns hier daran erinnern, daß das familiäre Lebenszyklus-Modell beinhaltet, daß unterschiedliche Lebensphasen gleichzeitig ablaufen, da in der gleichen Zeit, in der Familienmitglieder älter werden oder gar sterben, andere als Babys neu eintreten. Mit anderen Worten: Während ein Teil der Familie sich verjüngt, veraltet ein anderer

Ja, aber manchmal kommen Dinge dazu,
über die wir keine Kontrolle haben,
und die können die ganze schöne Balance
stören.

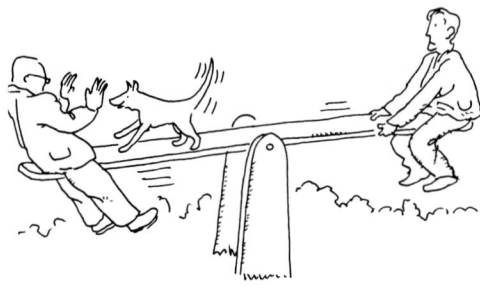

dafür. In allen Familien gibt es also Zeiten, in denen die ganze Aufmerksamkeit bei den Alten und ihren schwindenden Möglichkeiten und auch bei ihrem Bedürfnis nach Hilfe liegt. Dann sieht der Arzt Patienten mit körperlichen Gebrechen wie Angina pectoris, Arthrose oder Diabetes und muß den Patienten auch dabei helfen, mit diesen Krankheiten emotional umzugehen. Neben der zunehmenden körperlichen Gebrechlichkeit gibt es nun gleichzeitig andere tiefgreifende Veränderungen: Verlust der Arbeit, des Partners oder von Verwandten und Freunden. Außerdem sind finanzielle Nöte nicht selten. Gerade der Begriff des „Verlustes" kann hilfreich sein, wenn ältere Menschen in die Praxis kommen. Die Frage, wie und ob eine Leere ausgefüllt werden muß, zu thematisieren, kann in diesem Fall nützlich sein.

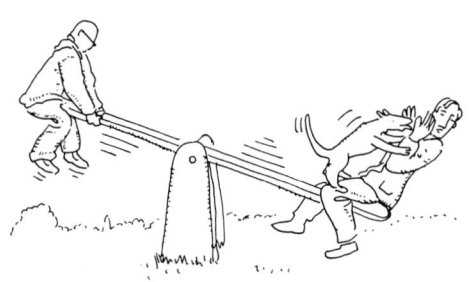

Was machen Sie, um sich gut beschäftigt zu halten? Macht Ihnen das Freude? Was könnten Sie sonst noch tun? Wen könnten Sie noch kennen, der Ihnen dabei helfen könnte?

Wie geht es Ihren Enkelkindern? Treffen Sie sie, so oft Sie wollen?

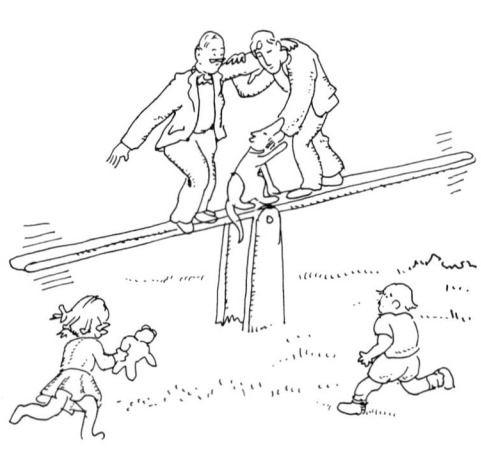

Eine Witwe kann mehr oder weniger bewußt eine Krankheit „benutzen", um die Kinder wieder zu sich zu holen, und Vorbehalte und Schuld auf allen Seiten können dann wiederum Symptome bei der jüngeren Generation produzieren. Es gibt auch Zeiten, in denen Angehörige den Arzt aufsuchen und über Symptome wie Demenz klagen. Oft sind es die Angehörigen (meistens Frauen), die selbst dringend Hilfe benötigen, da sie durch ganz unterschiedliche Anforderungen überlastet und überfordert sind. Meist steht die Angst im Vordergrund, den Bedürfnissen der alten Eltern einerseits und den Wünschen des Partners und der Kinder andererseits nicht gerecht werden zu können. All das läßt sich wie folgt erfragen:

Was müßte geschehen, damit Sie das Gefühl bekämen, wieder besser mit der Situation zurechtkommen zu können?
Wenn Sie sich so überlastet fühlen wie jetzt gerade, an wen können Sie sich dann wenden?

Wenn Sie an Ihren Partner denken, wünschen Sie sich dann mehr Unterstützung? Wie könnten Sie mit ihm/ihr darüber ins Gespräch kommen?

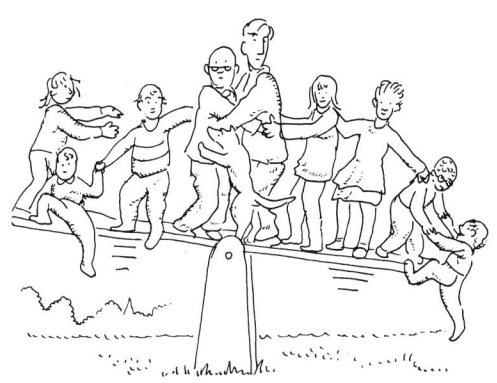

Die Frage „Was können wir mit Oma/Opa machen?" ist meistens zu schmerzhaft, um sie offen anzusprechen, und löst ganz gemischte Gefühle wie Angst, Schuld, Ärger oder Verwirrung aus. Ärzte können in solchen Situationen aber eine hilfreiche Rolle dabei spielen, die unterschiedlichen Optionen in Ruhe durchzugehen, was auch die Suche nach einem Altenheim einschließt, um sich zu den unterschiedlichen Aspekten mehr Klarheit zu verschaffen und den Patienten eine ausgewogene Entscheidung zu erleichtern. Auch der Tod läßt oft eine Menge ungeklärter Angelegenheiten zurück. Partner und Kinder des Verstorbenen können sich Vorwürfe machen, nicht genügend getan zu haben, solange der Verstorbene noch gelebt hat. Nichts ist wichtiger zu dieser Zeit, als diese Themen anzusprechen, so daß ein gemeinsames Gespräch stattfinden und angemessen getrauert werden kann.

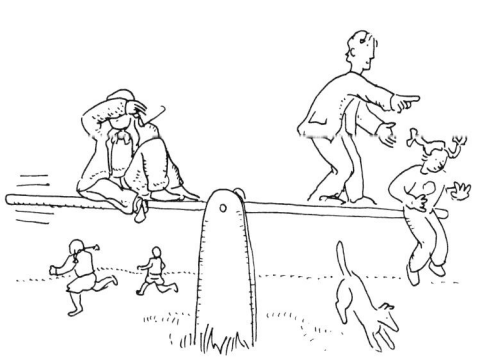

Praktische Anwendung des familiären Lebenszyklus

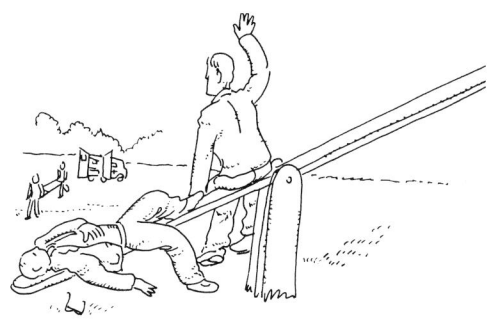

Vorsicht ist angebracht im Umgang mit dem familiären Lebenszyklus: Er verleitet leicht dazu, ein gewisse „Normalität" zu generalisieren und alle Abweichungen davon als pathologisch anzusehen. Im Gegensatz zur Welt der Statistiken gibt es so etwas wie eine klare „Normalität" im realen Leben nicht. Ein immer kleinerer Prozentsatz unserer Bevölkerung lebt in einer Situation wie der der „Normalfamilie" (Vater, Mutter und zwei Kinder). Uneheliche Kinder werden immer häufiger, wobei sich die Oma an der Versorgung beteiligen muß. Eine immer häufigere Familienkonstellation gibt es vor allem in Großstädten, aber nicht nur dort: Sie besteht aus einer Mutter, die mehrere Kinder von unterschiedlichen Vätern großzieht, ohne die verläßliche Hilfe einer stabilen Vaterfigur zu erhalten. Fast scheint es, als ob Ein-Eltern-Familien zur Norm werden. Gerade arme „Multi-Problem-Familien" leben in Familienkonstellationen, die stark von „bürgerlichen" Vorstellungen abweichen. Soziale und wirtschaftliche Belastungen erfordern ganz neue Rollen, beispielsweise von den Großmüttern, die sich auch in hohem Alter noch ganz zentral an der Kinderversorgung beteiligen müssen. Auch können unterschiediche kulturelle und ethnische Vorstellungen zu verschiedenartigen Vorstellungen darüber

führen, wann und wie die beschriebenen transitorischen Schritte abzulaufen haben.

Der familiäre Lebenszyklus lädt dazu ein, Probleme im Zusammenhang mit Familienfunktionen zu sehen. Therapeutische Interventionen können dazu beitragen, Familien, die sich in diesem Zyklus gefangen sehen, eine neue Perspektive zu eröffnen, die ihnen ermöglichen kann, neue Entwicklungsschritte zu machen.

Das Konzept des familiären Lebenszyklus ist keine statische Einheit, sondern hilft dabei, soziale Veränderungen zu verstehen und vorherzusehen. Neue Aspekte sind auf der Tagesordnung erschienen, die mit dem Geschlecht, der Herkunft und der Kultur zu tun haben. Sie haben in weiten Feldern der Gesellschaft schon jetzt zu einem Überdenken der Idee von „Normalität" geführt. Die sich ändernde Rolle der Frauen, niedrigere Geburten- und höhere Scheidungs- und Wiederverheiratungsraten, eine längere Lebenserwartung und unterschiedliche Erziehungspraktiken bei Einwanderern – all dies sind Faktoren, die unsere Sichtweise über Familien und Familienleben beeinflussen und sich in unserer klinischen Praxis widerspiegeln sollten.

Tips für Leser

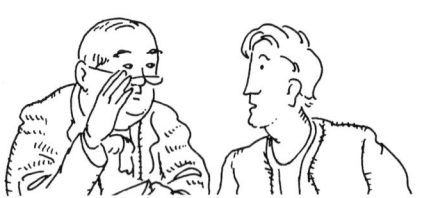

- Denken Sie einmal darüber nach, in welcher Phase des familiären Lebenszyklus Sie und Ihre eigene Familie sich gerade befinden.
- Könnte dies die Art und Weise, wie sie Ihre Patienten-Familien beraten, beeinflussen?
- Stellen Sie Sich die Lebensphase von fünf Patienten vor, die Sie gestern in Ihrer Praxis gesehen haben, und formulieren Sie für diese anteilnehmende Fragen.

5 Familienkreise, und wie man aus ihnen herausfindet

Dieses Kapitel behandelt

Die Familienkreis-Methode

Die Möglichkeit, die Erde vom Weltraum aus aus der Ferne sehen zu können, hat Wissenschaftlern erlaubt, Muster auf der Erde besser zu verstehen. Denn Dinge aus einer veränderten Perspektive anschauen zu können ist häufig der erste Schritt, um eigene Sichtweisen zu verändern. Man könnte auch sagen: *„Menschen werden nicht durch die Dinge an sich beunruhigt, sondern durch die Sichtweisen, die sie zu ihnen einnehmen."* Genauso können Beziehungen davon profitieren, wenn es gelingt, eine Außenperspektive einzunehmen. Die Familienkreis-Methode eignet sich hervorragend dazu, Patienten dabei zu helfen, ihr eigenes Leben und ihre Beziehungen neu zu sehen. Es handelt sich hierbei um eine Vorgehensweise, die es ermöglicht, rasch mit graphischen Mitteln Informationen über Familien zusammenzustellen und die Sichtweisen der einzelnen Mitglieder herauszuarbeiten, um damit praktisch arbeiten zu können. Diese Methode hat sich besonders im Umgang mit Einzelpersonen bewährt, sie kann aber auch bei Familien und Gruppen sehr hilfreich sein.

Der Zweck eines mit dieser Methode gewonnen „Schnappschusses" aus dem Leben eines Patienten ist es, ihm dabei zu helfen, seine aktuellen Beschwerden in einen Zusammenhang mit seinem Umfeld- oder Kontextbe-

Ich find die Idee einer Spirale besser als die eines Kreises – irgendwie positiver. Man hat dann eher den Eindruck, daß Menschen irgendwo hinkommen, aufsteigen, etwas erreichen.

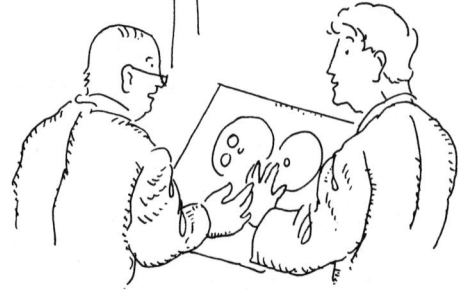

Sicher, es könnte auch eine Spirale sein, letztlich alles, was veranschaulicht, wie Familien funktionieren. Aber was haben Sie gegen Kreise?	Sie haben etwas Negatives, so als ob sich nichts verändert. Spiralen dagegen ...

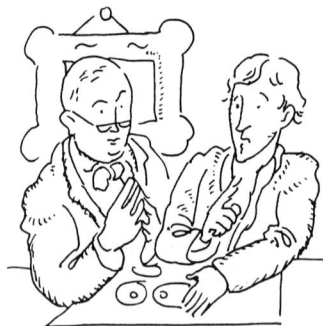

Papperlapapp! Es hängt doch letztlich davon ab, wie man es sieht. War nicht der Turm von Babel eine Spirale?

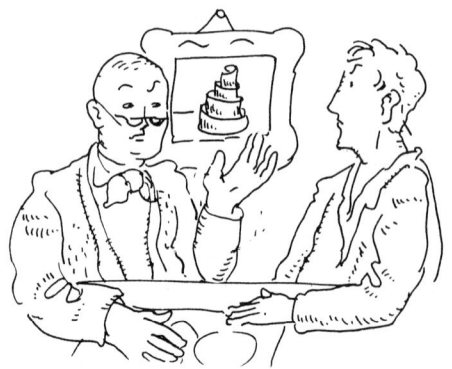

dingungen zu bringen – mögen das nun andere Personen, die Arbeit, „Götter", Bücher oder die unterschiedlichsten andere Interessen sein. Dieser Ansatz bereichert nicht nur das Verständnis der aktuellen Lebenssituation und die verschiedenen Dilemmata der Patienten, sondern bietet konkrete Hilfen an, um mit einer Veränderung im persönlichen Leben und in Beziehungen beginnen zu können.

Familienkreise können:

- Personen und Dinge in die Diskussion einführen, die in einem Genogramm nicht erwähnt wurden
- aktuelle Lebensbelastungen graphisch darstellen
- Patienten dabei helfen, in einer Momentaufnahme Beziehungen und Lösungen zu entdecken, die vorher nicht deutlich waren
- Patienten dabei helfen, die Konsequenzen von Entwicklungen vorherzusehen
- Patienten dabei helfen, Vorgehensweisen zu planen
- Ärzten dabei helfen, ihre eigene Position zu ihren Patienten zu klären
- allen Beteiligten dabei helfen, den Beobachtungsfokus vom Individuum auf die Familie zu richten

Kreise zeichnen

Patienten können ihre Familie mit Hilfe eines Kreises in weniger als drei Minuten zeichnen. Nachdem der Arzt die Methode erklärt hat, muß er nicht weiter anwesend sein, während der Patient zeichnet.

Je nach den Umständen gibt es unterschiedliche Arten, wie Ärzte die Familienkreis-Methode ihren Patienten vorstellen können.

Irgendwie gelingt es mir nicht, den Kern Ihres Problems zu verstehen. Wollen wir mal etwas Neues versuchen?

Momentan weiß ich nicht mehr so recht, wie ich Ihnen weiterhelfen soll. Ich möchte Ihnen deswegen vorschlagen, daß wir uns die Dinge einmal aus einer anderen Perspektive anschauen.

Ihr Problem scheint ja eine ganze Reihe von Personen zu betreffen. Vielleicht sollten wir uns mal ansehen, in welcher Weise diese alle mit Ihnen in Verbindung stehen?

Bevor wir das alles hier als ein psychologisches Problem definieren, könnten wir doch mal nachschauen, ob das nicht mit Beziehungen zu tun haben könnte.

Wollen wir nicht mal nachsehen, was alles in Ihrem Leben zu diesem Problem beitragen könnte?

Sobald sich während des Patientengesprächs ein Anlaß findet, sich zu fragen, ob es nicht sinnvoll sein könnte, sein Verhalten zu ändern, kann der Arzt damit beginnen, die Familienkreis-Methode einer Einzelperson, einem Paar oder einer Familie vorzustellen. Er beginnt damit, auf einem Blatt Papier einen Kreis zu zeichnen, und sagt zu seinen Patienten:

Als Ihr Arzt mache ich mir Sorgen um Sie, um Ihre Familie und die Dinge, die wichtig sein könnten. Stellen wir uns doch einmal vor, dieser Kreis würde Ihre Familie darstellen, wie sie jetzt ist.

- Zeichnen Sie doch bitte alle Familienmitglieder, die Ihnen wichtig sind, als kleine Kreise ein; es können auch Freunde, Feinde, Nachbarn oder Kollegen sein, falls Sie sie wichtig finden.

- Menschen können sich innerhalb, außerhalb oder auf dem Rand befinden; sie können nah beieinander oder weit weg sein und sich auch überlappen.
- Sie können groß oder klein sein, je nachdem, wie bedeutsam sie für Sie sind.
- Jeder kann dabei sein, egal ob tot oder lebendig, ob zur Familie gehörig oder nicht.
- Vergessen Sie auch nicht, sich selbst dazuzuzeichnen.
- Fügen Sie zum Schluß auch noch andere wichtige Lebensbereiche ein, wie: Arbeit, Glauben, Hobbys, Haustiere, etc.
- Beschriften Sie bitte alles, damit Sie die einzelnen Anteile gut identifizieren können.
- Machen Sie sich keine Sorgen darum, wie Sie zeichnen; es gibt kein „richtig" oder „falsch". Machen Sie es einfach so, wie Sie glauben, daß es gut sein könnte. Nehmen Sie sich jetzt einmal drei Minuten Zeit, und danach schauen wir uns alles gemeinsam an.

Im Gegensatz zur Genogramm-Arbeit sollte man den Patienten hier genügend Zeit geben, ihre Zeichnungen in Ruhe fertigzustellen. Dabei sollte der Arzt sie nicht weiter beobachten und sich eher mit anderen Dingen beschäftigen.

Es bewährt sich, eine Zeitbegrenzung zu setzen, die auch ruhig kurz bemessen sein kann, weil:

- dies die Patienten eher dazu auffordert, sich spontan zu äußern und nicht lange hin und her zu überlegen
- der Arzt nicht viel Zeit hat (und sich während dieser Zeit mit anderen Notwendigkeiten beschäftigen kann, wie: Arztbriefe abzeichnen, Post, Bücher oder Fachzeitschriften lesen)

Angenommen, ich würde Sie nach dem Wert solcher hypothetischen Fragen an Ihre Patienten fragen und Sie dann an der Antwort hindern, was glauben Sie, was Sie dann tun würden?

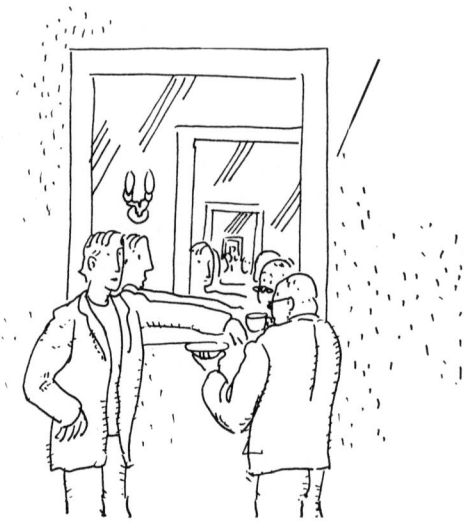

Kreise gemeinsam besprechen

Als erstes sollten die Patienten ermutigt werden, in kurzen Worten die Zeichnungen zu beschreiben.

Können Sie mir kurz beschreiben, was oder wer was bedeutet?

Dann sollte man den Patienten eine Möglichkeit geben, das Bild mit den eigenen Worten zu erklären. Es gibt Menschen, denen das leichter und andere, denen es schwerer fällt, und die deswegen dazu ausdrücklich ermutigt werden müssen.

Und wer ist das dort?

Im allgemeinen erzählen Patienten ihrem Arzt gern von sich und ihrem Leben. Es ist deswegen wichtig, daß Ärzte anfangs sorgfältig zuhören und sich nicht zu schnell in das Gespräch einschalten. Patienten können zögern, und sie können eher freudig oder traurig aussehen, während sie berichten. Alle diese Beobachtungen liefern wichtige Informationen für das weitere Gespräch.

Dieses könnte mit den folgenden Worten eingeleitet werden:

Hätten Sie etwas dagegen, wenn ich Ihnen zu diesem Kreis einigen Fragen stelle?

Diese rhetorische Bitte um Erlaubnis macht es Patienten leichter, heikle Themen anzusprechen, als dies durch direkte Fragen möglich wäre, die leicht als bedrängend erlebt werden. Der Arzt kann so ein komplexes Bild vom Leben des Patienten, seinen Lebensbezügen und Interessen gewinnen. Spezifischere Informationen können dann im weiteren Verlauf des Gesprächs über persönliche Freiräume und Grenzen, über Nähe und Distanz in konkreten Beziehungen, über die Art, wie Entscheidungen getroffen werden, und über Belastungen in der Arbeit und in anderen Lebensbereichen gewonnen werden.

Gemeinsam einen Sinn finden

Wichtig ist es, nicht zu vergessen, daß der Familienkreis, wie das Genogramm, vor allem ein Instrument ist, das Patienten helfen soll, sich und ihr Leben aus einer veränderten Perspektive zu betrachten. Deswegen ist es hilfreich, die Patienten mit Hilfe von Fragen aufzufordern, ihre Zeichnung selbst zu interpretieren.

> Gefällt Ihnen dieses Bild? Wie fühlen Sie sich damit/darin?

Diese Schlüsselfrage bringt einen meistens schon über die erste Schwelle hinweg. Es gibt Patienten, die dann meinen, daß ihr Leben leer sei, andere, daß sie sich durch zu viele Menschen eingeengt fühlen. Anstatt sich wie bisher in Details zu verlieren, können sie jetzt damit beginnen, allgemeinere Muster in ihrem Leben und ihren Beziehungen mit anderen zu beschreiben. Dies ist häufig ein weiterer Schritt in Richtung eines Perspektivenwechsels.

Es gibt aber auch Patienten, die sofort damit beginnen, Veränderungen einzuführen. Das gibt dem Arzt die Gelegenheit, mit ihnen zu besprechen, wie leicht oder schwer es ihnen fällt, im Leben überhaupt etwas zu verändern. Selbstverständlich gibt es aber auch Menschen, denen es extrem schwer fällt, generell über sich und ihr Leben zu sprechen. Diesen Personen kann man mit folgenden Fragen helfen:

> Gibt es etwas, das Ihnen besonders auffällt und das Sie überrascht?
>
> Mir fällt auf, daß der Kreis A dem Kreis B sehr nahe steht. Möchten Sie etwas darüber sagen?
>
> Der Abstand zwischen dem Kreis C und dem Kreis D scheint mir sehr groß zu sein; ist das Zufall, oder hat es eine Bedeutung?

Wenn man solche Fragen stellt, ist es wichtig, zu beachten, daß man anfangs alle Erklärungen akzeptieren sollte, ohne sie in Frage zu stellen, zum Beispiel diese:

> Dieser Kreis sollte gar nicht so groß sein.
>
> Das ist Zufall und hat gar nichts zu bedeuten.

Es ist nicht das Ziel der Familienkreis-Methode, Patienten von bis dahin unbekannten Konflikten oder Familiendynamiken überzeugen zu wollen. Eher sollte sie dazu dienen, ihnen zu helfen, mehr über sich selbst herauszufinden.

Sobald Patienten einmal damit begonnen haben, über die Kreise zu sprechen und über ihre unterschiedlichen Größen, Abstände und Überlappungen, ergibt sich die Möglichkeit, weitere Fragen zu stellen:

> Wie gefällt Ihnen dieses Bild? Gibt es da Veränderungsmöglichkeiten? Wie würden Sie es sich wünschen? Was könnten Sie selbst zu einer Veränderung beitragen? Was könnte geschehen, wenn Sie:
> - darüber mit Ihrer Schwiegermutter reden würden?
> - weniger zur Kirche gehen würden?
> - mehr im Garten machen würden?
> - mehr in der Arbeit sein würden?
> - plötzlich krank würden?

Patienten mit Hilfe der Familienkreis-Methode dazu zu bewegen, die Auswirkungen möglicher Veränderungen zu überdenken, kann sehr effektiv sein.

Um sie in dieser Richtung zu ermutigen, könnte man fragen:

> Wie unterscheidet sich der Kreis, den Sie sich wünschen, von dem, den Sie tatsächlich gezeichnet haben?
>
> Wie würden Sie die Kreise neu arrangieren, um diese Veränderung einzuleiten?

Die meisten Patienten mögen es, wenn sie mit den Kreisen etwas spielen und sie in ihrer Größe und Position verändern können. Meist realisieren sie dann, daß sie dabei auch die anderen Kreise mit verändern müssen. Wenn sie beginnen, die Abstände zu vergrößern, könnte man sie fragen:

> Wer oder was wird diesen Platz einnehmen?

Wenn Patienten dann neue Bilder zeichnen, die ganz anders aussehen als die bisherigen, kann man sie fragen:

> Was brauchen Sie als Dringlichstes, um diese Veränderung einzuleiten?
>
> Wie und wann werden Sie damit beginnen?

Uns allen sind auch Patienten bekannt, die sich auf solche Fragen nicht einlassen wollen. Für sie können andere Fragen hilfreich sein, nämlich:

> Dieser Kreis (möglicherweise ein Kind) befindet sich hier zwischen Ihnen und Ihrem Partner. Macht Ihnen das Probleme, oder möchten Sie das so haben?
>
> Ich sehe da ein großes Loch in Ihrem Leben; was bedeutet das? Möchten Sie daran etwas verändern?
>
> Mir fällt auf, daß Arbeit den größten Teil Ihres Lebens einnimmt. Soll das so sein? Wenn die Arbeit künftig noch bedeutsamer würde, wie würde Ihr(e) Partner(in) darauf reagieren?
>
> Wenn A größer würde, was würde dann mit B passieren?

Es kann auch gelegentlich nützlich sein, diese Ideen mit dem im vorherigen Kapitel besprochenen familiären Lebenszyklus in Verbindung zu bringen:

> Mir scheint, Ihre Kinder werden bald das Haus verlassen. Welchen Unterschied wird das dann machen?
>
> Ich sehe auch, daß Ihre Mutter schon recht alt ist. Wie würden sich die Kreise verändern, wenn sie sterben würde?

Die Familienkreis-Methode kann auch eingesetzt werden, um sich spezifischen Zielen anzunähern. Der Arzt kann dann als Katalysator hilfreich sein, um seinen Patienten zu helfen, sich selbst unter einer neuen Perspektive zu sehen. Es ist dann nicht der Arzt, der Dysfunktionen oder Probleme feststellt und beschreibt, sondern er hilft nur durch reflexive Fragen dazu, daß Patienten sich über ihre Ressourcen im eigenen Leben und in der Familie klarer werden. Auf diese Weise werden die Patienten ermutigt, den eigenen Zeichnungen einen Sinn zu geben, und es ist ihre Aufgabe, diesen zu interpretieren, und nicht die Aufgabe des Arztes. Die meisten Patienten werden dann die Praxis mit dem Gefühl verlassen, daß die Dinge des Lebens miteinander zusammenhängen, auch wenn sie noch nicht genau wissen, wie. Ärzte sollten sich in diesen Fällen mit Interpretationen zurückhalten. Sie können ja durchaus mit ihren Vermutungen richtig liegen, würden aber ihren Patienten die Möglichkeit nehmen, einen eigenen, ganz persönlichen Sinn für sich zu finden.

Fallbeispiele

Fallbeispiel 1

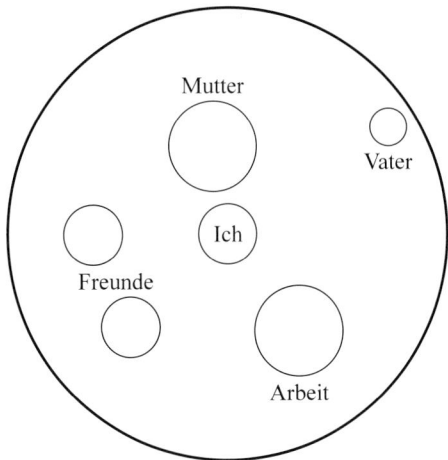

Frau F., eine alleinstehende Frau, Mitte 30, klagt bei Ihrem Hausarzt über Depressionen nach einer Hysterektomie wegen Fibryomen. Sie spricht über den Verlust der Gebärmutter, darüber, was es für sie bedeutet, keine Kinder bekommen zu können, und darüber, was dies für ihr Selbstbild als Frau bedeutet. Eher indirekt deutet sie auch an, daß es da auch noch andere Gründe für Ihre Depressionen geben könnte, über die es ihr aber schwer falle, zu sprechen. Da weitere Fragen unergiebig sind, schlägt der Hausarzt die Familienkreis-Methode vor.

Als der Arzt nach allen Kreisen gefragt hat, bemerkt er, daß die Mutter recht groß ausgefallen ist, der Vater aber eher klein. Nach einigem Überlegen teilt die Patientin mit, daß er ihr Stiefvater sei. Als der Arzt sie fragt, wie die Kindheit mit ihm gewesen sei, meint sie, daß sie ihn deswegen so klein gezeichnet habe, weil sie ihn vergessen wolle. Ohne weitere Fragen erwähnt sie dann, daß er sie jahrelang mißbraucht habe. Die Operation habe all diese Erinnerungen wieder in ihr hochgebracht, besonders da sie zur Genesung seit zehn Jahren erstmals wieder im Haus der

Eltern übernachtet habe. Als der Arzt sie fragt, wie es für sie sei, über diese Erinnerungen mit ihm zu sprechen, meint sie, daß sie sich sehr erleichtert fühle, denn sie habe noch niemals zuvor mit irgend jemandem darüber geredet. Die Möglichkeiten weiterer Hilfen werden mit ihr besprochen, sie werden aber von ihr abgelehnt. In den folgenden Jahren kommt sie immer wieder mal wegen verschiedener alltäglicher Beschwerden in die Praxis, lebt aber ein ansonsten beschwerdefreies Leben und klagt nie wieder über Depressionen.

Fallbeispiel 2

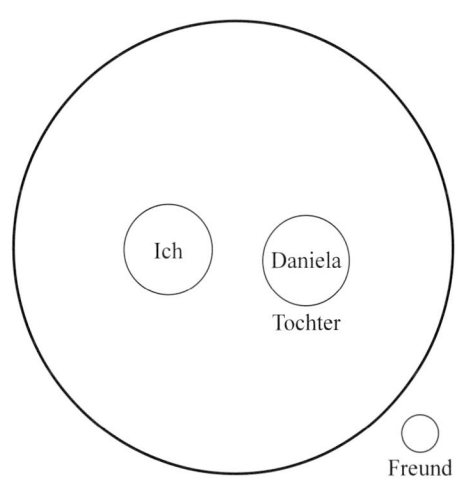

Frau D., 38 Jahre, sucht wiederholt die Praxis auf und klagt über Symptome wie Müdigkeit und Depressionen. Das Genogramm ergibt, daß sie als alleinerziehende Mutter mit ihrer jugendlichen Tochter allein lebt. Sie macht sich große Sorgen um ihre Tochter, von der sie annimmt, daß sie Drogen nehme. Außerdem mache sie sich ständig Gedanken über das erwachende Sexualleben ihre Tochter. Da sich die psychische Befindlichkeit der Patientin nicht ändert, entscheidet sich der Arzt dafür, die Familienkreis-Methode zu versuchen. Seine Aufmerksamkeit konzentriert sich rasch auf eine Person außerhalb des

Kreises, die von Frau D. als „möglicher Freund" bezeichnet wird. Die sich anschließenden Gespräche kreisen dann um die verschiedenen Möglichkeiten, aus einem „möglichen" einen „realen" Freund werden zu lassen, für den Fall, daß sie das wolle. Frau D. findet nun eigene Strategien in dieser Richtung, merkt aber auch, daß sie mit diesen möglichen Veränderungen auch die Beziehung zu ihrer Tochter überdenken müsse. Bald schon fühlt sie sich weniger ängstlich und deprimiert und kommt auch seltener. Nach einem Jahr heiratet sie schließlich den „möglichen" Freund. _____

befinden sich gerade in einer Krise, da dieser Mann sich aus religiösen Gründen weigert, sich scheiden zu lassen, und sie sich aus ihrer eigenen Erziehung heraus (versinnbildlicht durch die Großeltern) und als aktives Kirchengemeindemitglied schuldig fühlt. Die Einführung einer Außenperspektive ermöglicht ihr, sich aus dieser Situation etwas zu distanzieren und die Vor- und Nachteile diese Beziehung abzuwägen. Sie entscheidet sich dann dafür, dieses moralische Dilemma mit einem Pfarrer zu besprechen. Ihre depressiven Symptome bessern sich, und sie entschließt sich, dieses Verhältnis zu beenden. Nach einem Jahr berichtet sie ihrem Arzt, daß es ihr jetzt sehr gut gehe und daß sie sich auf ihr erstes Enkelkind freue. _____

Fallbeispiel 3_____

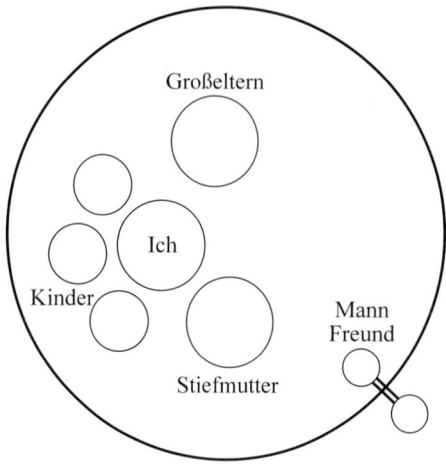

Frau N., 55 Jahre, konsultiert ihren Hausarzt wegen Schlaflosigkeit. Sie gibt an, daß sie abends sogar zu Alkohol greife, um einschlafen zu können. Der Arzt weiß, daß sie drei Kinder hat und daß ihr Mann vor einigen Jahren an einem Karzinom verstorben ist. Als ihr Arzt sie während der Konsultation bittet, einen Familienkreis zu zeichnen, plaziert sie sich selbst in die Mitte und gruppiert ihre Angehörigen außen herum. Über sich plaziert sie die Großeltern und ganz am Rand einen Mann, von dem sich dann herausstellt, daß er ihr Liebhaber und verheiratet ist. Sie

Fallbeispiel 4_____

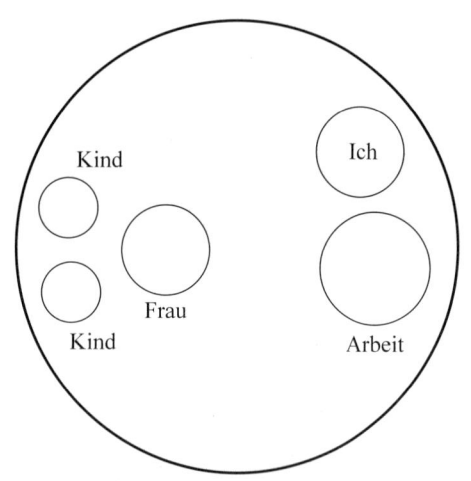

Herr F., ein 55jähriger Lehrer, der bald in den Ruhestand gehen will, kommt gemeinsam mit seiner Frau in die Praxis und klagt über Niedergeschlagenheit. Das Genogramm ergibt nichts besonderes. Im Familienkreis-Modell jedoch fällt ein besonders großer Kreis auf, der die Arbeit symbolisiert. Sie kommt ihm selbst auf den zweiten Blick wie ein „Monster" vor. In den weiteren Gesprächen geht es dann hauptsächlich um die Folgen der Pensionierung für die Beziehung zu seiner Frau und seinen Kindern. Gleichzeitig kommt es zu einer deutlichen Verbesserung seines seelischen Befindens._____

Im folgenden wollen wir Ihnen noch einige weitere Kreise vorstellen, die uns in unserer Praxis besonders beeindruckt haben. Sie zeigen sehr anschaulich, wie ausdrucksstark solche graphischen Symbole sein können.

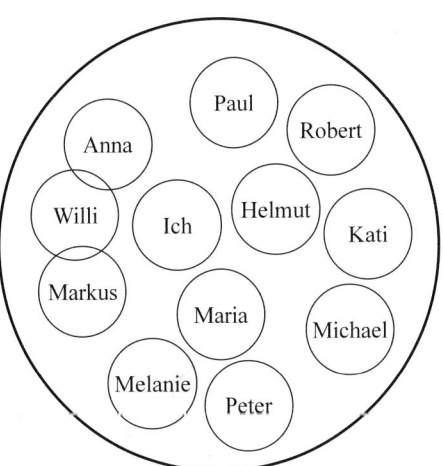

Herr W., der an Asthma leidet, beschreibt seine Familie als „so dicht beieinander, daß keiner mehr Luft zum Atmen hat".

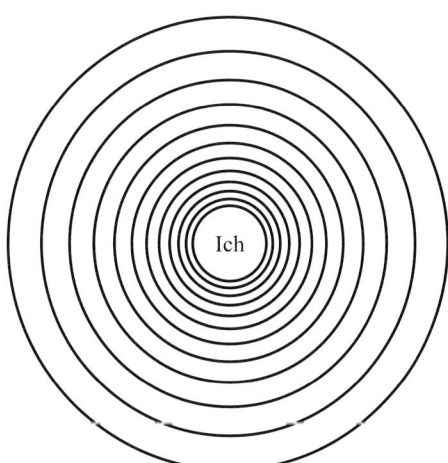

Laura Z., 14 Jahre altes Mädchen mit multiplen Phobien, sie trug ständig 12 Paar Unterhosen. Im Interview gestand sie, sexuell mißbraucht worden zu sein.

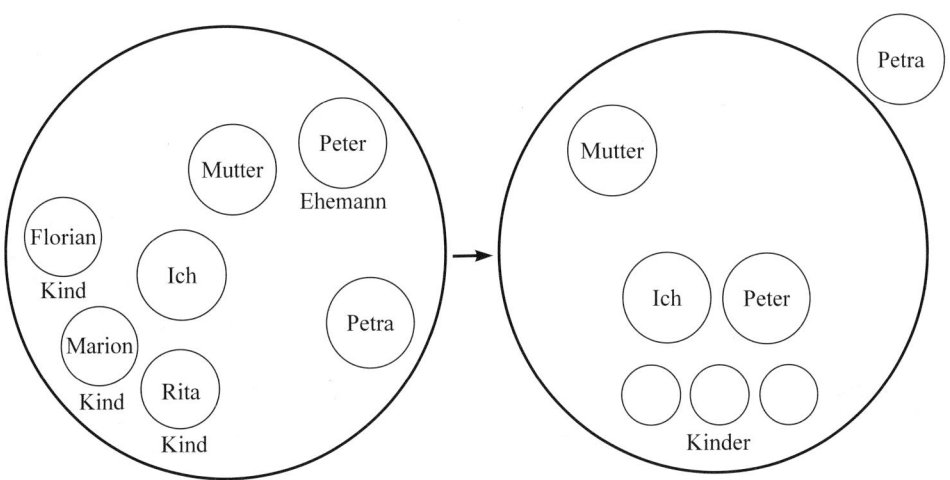

Frau P.: „Wie ich mich sehe"

Frau P.: „Wie ich es gerne haben möchte"

In der Praxis hat es sich auch bewährt, den Patienten die Zeichnungen mit nach Hause zu geben, so daß sie sich mit ihren Angehörigen darüber austauschen können.

Hier noch weitere Möglichkeiten für den interessierten Arzt:

Es besteht durchaus die Möglichkeit, unterschiedliche Familienmitglieder gleichzeitig zeichnen zu lassen. Wenn mehr als eine Person am Prozeß beteiligt ist, ergeben sich zahlreiche Möglichkeiten für lebhafte Familieninteraktionen.

- Lassen Sie die ganze Familie „ihre Familie" auf ein Blatt Papier zeichnen – ein Austausch über ihre unterschiedlichen Sichtweisen ist unvermeidlich.
- Lassen Sie die Frau sich vorstellen, wie ihr Mann seinen Kreis zeichnen würde, und lassen Sie dann den Mann diese Sichtweise kommentieren – oder umgekehrt.
- Lassen Sie jedes Familienmitglied einzeln zeichnen und einander anschließend gegenseitig interviewen.

Zusammenfassung

Die Familienkreis-Methode ermöglicht Patienten, die Beziehungen zwischen einzelnen Mitgliedern ihrer Familie und einzelnen Teilen ihres Lebens zu visualisieren. Sie verdeutlicht die Idee, daß Veränderungen an einer Stelle Folgewirkungen auf die anderen Teile des Systems haben. Bedeutsame Beziehungen und Unterstützungssysteme können auf diese Weise veranschaulicht und Überlegungen über Konsequenzen möglicher Veränderungen angestellt werden. Letztlich hilft diese Methode Menschen, die „festsitzen", ihr Leben wieder in Fluß zu bringen und nicht weiter „im Kreis" zu laufen.

Tips für Leser

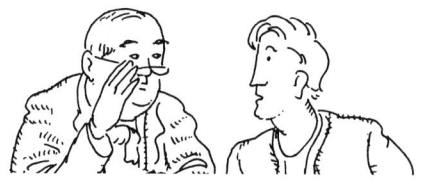

- Zeichnen Sie Ihren eigenen Familienkreis. Lassen Sie einen Freund oder ein Familienmitglied das gleiche tun. Interviewen Sie sich dann gegenseitig. Finden Sie heraus, welche Fragen für Sie schwierig und welche nützlich sind.

- Machen Sie jetzt das gleiche erneut, aber zeichnen Sie die Kreise so, wie Sie sie gerne in fünf Jahren hätten. Tauschen Sie sich dann über Ähnlichkeiten und Unterschiede aus und überlegen Sie, welche ersten kleinen Schritte Sie machen können, um Ihrem Ziel näher zu kommen.
- Bitten Sie Ihre(n) nächste(n) Patienten/in mit leichteren depressiven Symptomen oder mit prämenstruellem Syndrom, einen eigenen Familienkreis zu zeichnen.

6 Über Hypothesen Zusammenhänge herstellen

Hypothesenbildung – klinische Detektivarbeit

In den vorhergehenden Kapiteln haben wir die unterschiedlichen Techniken beschrieben, die sich in der Beratung einzelner Patienten bewährt haben. Sie dienen alle dazu, ein mehr oder weniger komplexes Bild über Patienten und ihre Familien zu gewinnen. Ärzte mögen sich je nach Fall dafür entscheiden, in der einen Sitzung ein Genogramm und in der anderen den Familienkreis zu benutzen. Zwischendurch können auch reflexive und zirkuläre Fragen eingesetzt werden. Wenn neue Informationen gewonnen werden, gilt es, neue Hypothesen zu bilden und alte wieder zu verwerfen.

Hypothesenbildung ist letztlich „Detektivarbeit": Es gilt, die Einzelheiten eines Puzzles zusammenzusetzen. Das ist ein bewährter Teil der somatischen und psychiatrischen Medizin, denn es unterstützt den diagnostischen Prozeß und erlaubt die Formulierung eines Behandlungsplans. Hypothesen sind keine „Wahrheiten", sondern nützliche Werkzeuge und Hilfsmittel, die überprüft und gegebenenfalls modifiziert oder verworfen werden müssen, je nach den sich neu ergebenden Informationen. Daran anschließend können die dann neu formulierten Hypothesen weiterverfolgt werden und ergeben wieder neue Informationen.

In dem Moment, in dem der Arzt den Kontakt mit dem Patienten aufnimmt, werden schon die ersten Hypothesen gebildet. „Klinisches Interesse" führt uns häufig sogar schon vor dem persönlichen Erscheinen zu ersten „wilden" oder auch „plausiblen" Annahmen, bereits bevor der Patient durch die Tür kommt. Wir fragen uns: „Wieso hat er sich heute schon wieder angemeldet? – Er war doch erst gestern hier.", oder: „Die Oma war vorgestern hier, gestern kam die Tochter, und jetzt bringen sie das Enkelkind. Was läuft in dieser Familie eigentlich ab?"
Jede Antwort darauf wird immer spekulativ bleiben. Wie gute Detektive behalten auch gute Kliniker ihre Hypothesen erst einmal für sich und folgen weiter ihrer klinischen Neugier, denn diese Neugier dient dem Patienten, da nur so die Einzelteile des Puzzles zusammengesetzt werden können.

Fallbeispiel

Nehmen wir den Fall von Herrn B. Es handelt sich um einen 45jährigen Bauarbeiter, der über plötzlich auftretende Schwindelanfälle klagt. Er kann deswegen nicht mehr arbeiten. Anfangs sind seine Frau und seine Kinder recht besorgt, aber im Laufe der Zeit zeigen sie immer weniger Verständnis. Herr B. wendet sich an seinen Hausarzt, der ihn zuerst sorgfältig untersucht und auch einem Facharzt vorstellt. Weil hierbei kein Befund erhoben werden kann, zieht der Hausarzt auch eine psychosoziale Erklärung in Erwägung.

Um diese Annahme diskutieren zu können, bleibt dem Arzt nichts anderes übrig, als Fragen zu stellen und Hypothesen zu bilden.

Zehn Fragen zum Bilden und Überprüfen von Hypothesen

Im folgenden werden Fragen vorgestellt, die Kliniker sich selbst fragen können. Die Antworten darauf gestatten dann das Bilden von Hypothesen. Wir wollen hier nicht vorschlagen, Patienten diese Fragen auf genau diese Weise zu stellen, denn es gibt viele Wege nach Rom und zahlreiche Methoden, Informationen zu gewinnen – durch Genogramme, Familienkreise, reflexive oder zirkuläre Fragen.

1. Was ist die momentane Familienkonfiguration und das aktuelle Stadium im Lebenszyklus? Welche Beziehungen kommen neu hinzu oder befinden sich in einem Übergangsprozeß?

Die Informationen zu der oben angegebenen Fallgeschichte reichen sicher nicht aus, um diese Fragen zu beantworten. Man müßte dazu mehr über das Alter der Kinder, über die Eltern und den sozialen Hintergrund wissen. Das Genogramm gibt darüber mehr Aufschluß:

Fallbeispiel (Fortsetzung)

Der Vater von Herrn B. starb vor acht Monaten an Magenkrebs. Die Mutter lebt, und Herr B. ist ihr einziges Kind. Gerade erst hat seine Frau einen Teilzeitjob übernommen.

Hypothese 1: Der Tod seines Vaters ist für Herrn B. ein bedeutsames Ereignis im Lebenszyklus, das ihm neue Verantwortlichkeiten abfordert, besonders hinsichtlich seiner Mutter. Er fühlt sich dazu nicht fähig, und

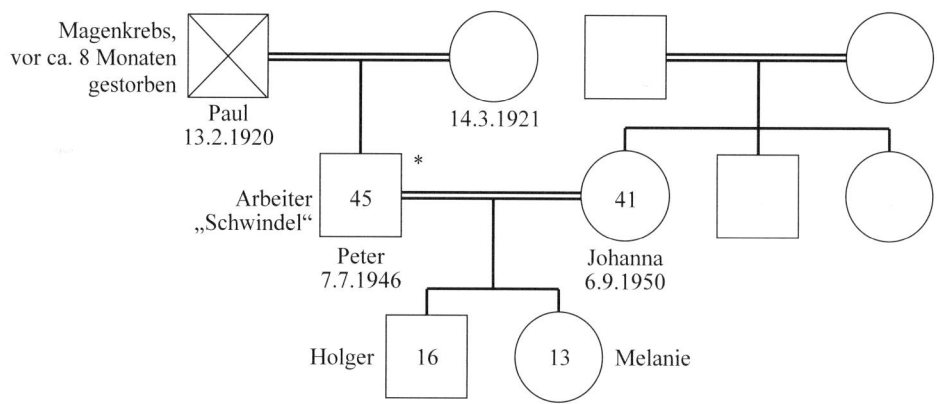

seine Symptome entlasten ihn von der Aufgabe, sich um sie zu kümmern.

Hypothese 2: Herr B. hat die Rolle seines Vaters übernommen. Seine Symptome stellen eine „Verbindung" zu dem Verstorbenen dar und halten die Erinnerung an diesen wach. Die Mutter kann jetzt ihre ganze Zuwendung dem Sohn widmen, was ihr über die Trauer hinweghelfen könnte.

Hypothese 3: Die Familie steht vor der Aufgabe, sich mit den Anforderungen von Jugendlichen zu beschäftigen, während sie den Trauerprozeß noch nicht abgeschlossen hat. Der älteste Sohn könnte schon den nächsten Verlust für die Familie ankündigen, wenn er daran denkt, auszuziehen. Herr B.s Symptome mögen diesen Prozeß etwas hinauszögern und den 16jährigen Holger wieder mehr an die Familie binden, wenn er verstärkt Vaters Rollen und Aufgaben übernehmen muß.

Diese drei Hypothesen unterscheiden sich zwar voneinander, können sich aber auch ergänzen. Erst weitere Fragen gestatten, die eine oder andere Hypothese zu erhärten oder zu verwerfen oder auch eine neue, umfassendere zu formulieren.

2. Inwieweit beeinträchtigt das vorgestellte Symptom die betroffene Person und ihre Familie?

Antworten auf diese Frage dienen dazu, herauszufinden, welchen Einfluß das Symptom auf das Leben von Herrn B. nimmt.

Fallbeispiel (Fortsetzung)

In diesem Fall hat der Arzt folgendes herausgefunden: Herr B. kann Dinge, die er gerne tun würde, nicht machen, zum Beispiel zur Arbeit gehen. Infolgedessen fühlt er sich nutzlos, seine Familie verliert mehr und mehr die Geduld, er kann nichts mehr allein machen aus Angst, einen „Anfall" zu bekommen, so daß er immer jemanden um sich braucht – „für alle Fälle". Der älteste Sohn „muß" deswegen die meisten Einkäufe erledigen, den Rasen mähen und Reparaturen im Haus erledigen. Er kann deswegen seine Freunde nicht mehr so häufig treffen wie vor der Krankheit seines Vaters. Herr B. selbst kann seine Mutter nicht mehr so häufig sehen, wie er gerne würde. Das ganze Familienleben wird von der Angst überschattet, daß der Vater in Gegenwart von Fremden einen „Anfall" bekommen könnte.

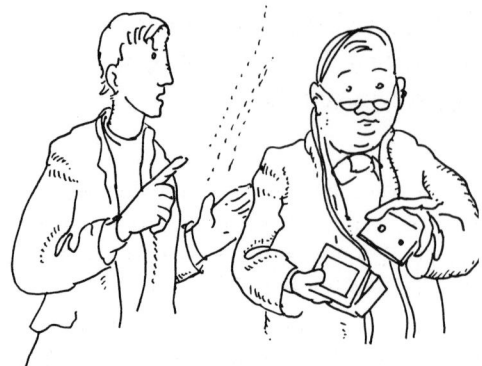

Kann es sein, daß Sie   Wie bitte?
unter selektiver
Taubheit leiden?

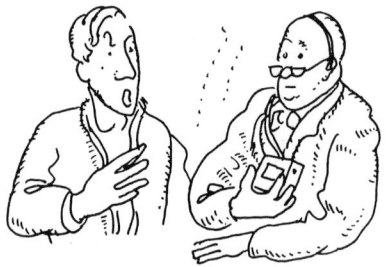

Ich hab gesagt ...   Wie bitte?

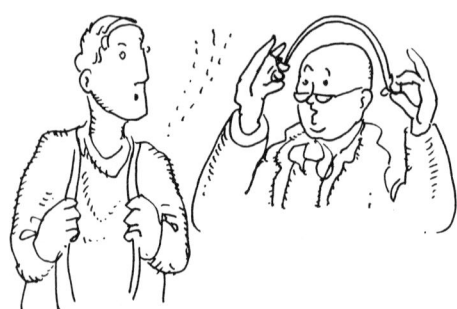

Langsam habe ich den   Sie wiederholen sich,
Eindruck, Sie wollen   und wenn Sie so
gar nicht hören, was   weitermachen, bleibt
ich zu sagen habe.   mir nichts anderes
                          übrig, als meine
                          Kopfhörer wieder
                          aufzusetzen. *Sie* sind
                          taub – und zwar für
                          meine Bitte, nicht
                          immer mit diesen alten
                          Dingen weiter zu
                          machen!

Diese Informationen bestätigen jede der genannten Hypothesen in gewisser Weise, aber es bedarf weiterer Informationen.

3. Inwieweit hilft das vorgestellte Symptom der betreffenden Person (und ihrer Familie), den Alltag zu bewältigen?

Diese Frage wirkt leicht provokativ. Aber sie ist vielleicht leichter zu akzeptieren, wenn man sich an das Sprichwort „Alles hat seine zwei Seiten" erinnert. Konkret kann man diese Ideen auf die folgende Weise einführen:

> Ich muß Sie jetzt mal etwas fragen, was Ihnen vielleicht sonderbar vorkommen mag. Man sagt ja auch: Aus etwas Schlechtem kann mal etwas Gutes werden, oder: Nichts ist nur schlecht oder nur gut. Mir ist klar, daß diese Krankheit Ihr Leben schwer belastet. Aber fällt Ihnen irgend etwas ein, was diese Krankheit auch Gutes für Sie oder Ihre Familie haben könnte?

Anworten sind dann häufig:

> Mir ist erst jetzt klar geworden, was ich an meiner Familie habe.
>
> Sie wissen, wie wenig ich meine Arbeit mag; es tut gut, wieder mehr daheim zu sein und über vieles nachdenken zu können.

Manchmal kann es auch nötig sein, daß Ärzte Vorschläge (am besten mehrere) dazu anbieten, was man auch Positives an der Krankheit sehen könnte. Beispielsweise:

Vielleicht kann diese Symptomatik Frau B. seit langem erstmals die Chance geben, herauszufinden, daß sie eine weit kompetentere Frau ist, als sie und ihre Familie geglaubt haben. Oder: Vielleicht bietet sie Holger die Möglichkeit, zu beweisen, daß er ein verantwortungsvoller Junge ist.

Diese oder andere Deutungen können oft helfen, Situationen erträglicher zu machen, die vorher unerträglich schienen.

4. Was würde geschehen, wenn man das Problem ignorieren würde?

Es gibt Probleme, die eskalieren, wenn man sie ignoriert. Wenn beispielsweise ein Partner „selektiv" taub ist, wenn der andere bestimmte Themen anspricht, so wird dieser lauter werden, bis er sich verstanden fühlt. Die Symptomatik wird dann schwerwiegender und häufiger auftreten, bis dem anderen Partner oder der Familie keine andere Wahl mehr bleibt, als sie zur Kenntnis zu nehmen. Der Schwindel von Herrn B. nimmt zu, und wenn Frau B. darauf nicht reagiert, wird es eher weiter zunehmen.
Es gibt aber auch Probleme, die dazu neigen, bei Nichtbeachtung wieder zu verschwinden. Typische Beispiele dafür sind Wutanfälle im Trotzalter. Dreijährige können lernen, daß solches Verhalten durch erhöhte Aufmerksamkeit der Eltern belohnt werden kann. Glücklicherweise lernen die meisten Eltern auch, daß das Ignorieren von ungezogenem Verhalten und die selektive Belohnung von bravem Verhalten langfristig effektiver ist.

5. Was würde geschehen, wenn das Problem seltener auftreten würde?

Hierdurch ergibt sich für Ärzte die Möglichkeit, mehr darüber herauszufinden, welchen Effekt eine Verbesserung der Symptomatik für die Familie haben würde. Denn Symptome sind nicht nur unwillkommene Besucher: Es gibt sowohl die Möglichkeit, daß sie eine Familie, die vor dem Zusammenbruch steht, stabilisieren, als auch die Möglichkeit, daß sie eine Familie lähmen oder überlasten und so erst ihren Zusammenbruch herbeiführen.

Fallbeispiel (Fortsetzung)

Es könnte sein, daß Herr B. antworten wird, daß er in diesem Fall sofort wieder in seine Arbeit zurückkehren wird und alles wieder gut ist.

Es könnte aber ebensogut sein, daß er klagt, daß er seine Familie dann wieder weniger oft sehen könnte und alle sich nicht mehr so nah sein werden.

6. Was würden der Patient (und seine Familie) gewinnen, wenn das Problem gelöst würde?

Diese Frage sucht nach den Motiven, die Patienten und Familien haben könnten, sich zu verändern. Die Antworten darauf sind im allgemeinen zukunftsweisend und dienen einer Abwägung unterschiedlicher Vorgehensweisen.

Fallbeispiel (Fortsetzung)

Wenn Herr B. sein altes Leben wieder aufnehmen würde, könnte das für ihn selber

Fallbeispiel (Fortsetzung)――――――

passend sein, aber nicht für seine Frau. Sie könnte es ganz gerne sehen, wenn er weiterhin krank wäre, denn dadurch hätte sie viel mehr Möglichkeiten für ein eigenständiges Leben. Sein Gewinn könnte so für sie durchaus ein Verlust sein.――――――――――――

7. Was würde der Patient (oder seine Familie) verlieren, wenn das Problem gelöst würde?

Auf den ersten Blick erscheint auch diese Frage etwas bizarr – der gesunde Menschenverstand würde sicher antworten:

> Nichts – warum sollte er? Wollen nicht alle Patienten wieder gesund werden? Und wollen nicht auch die Familien, daß es ihnen wieder besser geht?

Auch hierauf ist die Antwort: „Es gibt solche und solche." Wir alle kennen Patienten, die sich in „chronischen" Beziehungen mit Vertretern der Gesundheitsberufe befinden und für die eine Verbesserung ihres Zustands das Risiko des Verlustes dieser Beziehungen bedeuten würde. Krank zu bleiben oder Beschwerden zu haben ist geradezu eine „Garantie" für sie, mit unterstützenden Personen in dauerndem Kontakt bleiben zu können. Einen solch freundlichen Kontakt zu verlieren, kann für Menschen, die einsam sind, eine ernste Bedrohung sein, besonders dann, wenn jene professionelle Person die letzte Verbindung zum „Leben" ist.

Fallbeispiel (Fortsetzung)――――――

Herr B. könnte das Risiko eingehen, die Unterstützung seiner Familie zu verlieren.

Es könnte sein, daß seine Frau vor seiner Krankheit ungehalten über seine aushäusigen Aktivitäten (Stammtisch, Fußball, zweifelhafte Freunde etc.) war. Wir finden sogar heraus, daß sie über Trennung nachgedacht hat: Jetzt wird sie sicher nicht so grausam sein und einen kranken Mann allein lassen. Jeder kann sich vorstellen, wie so etwas von der Familie und den Freunden beurteilt würde. Unter solchen Umständen erscheint es durchaus sinnvoll, daß Herr B. an seinen Symptomen festhält, wenn er seine Ehe erhalten will.――――――――――――――――

Kurz gesagt, diese scheinbar provokative Frage spricht ein zentrales Thema an: Welche negativen Folgen haben Veränderungen?

8. Unter welchen Umständen nimmt das Problem an Intensität zu? Wo? Wann? Wie? Wer ist beteiligt?

Alle Verhaltensweisen sind von Umgebungsbedingungen abhängig, und diese gilt es zu beobachten und zu beschreiben. Eine Mikroanalyse der Problemverstärker zu machen kann höchst hilfreich sein. Tagebücher können eine gute Unterstützung dazu sein, weitere Informationen zu sammeln.

Fallbeispiel (Fortsetzung)――――――

Herr B. erhält die größte Unterstützung durch seine 13jährige Tochter Melanie. Dies lädt zu neuen Fragen darüber ein, wie sich diese Beziehung auf die anderen Familienbeziehungen auswirkt:
Wie kommt es, daß Melanie eine größere Unterstützung ist als die Ehefrau? Was bedeutet dies für die Ehe? Was bedeutet es für Melanie, die „Nette", und für ihre Mutter, die „weniger Nette" zu sein?――――――――

9. Unter welchen Umständen nimmt das Problem an Intensität ab? Wo? Wann? Wie? Wer ist beteiligt?

Diese Frage beleuchtet die Gegenseite der vorherigen. Sie sucht nach Situationen, in denen die Symptomatik weniger ausgeprägt ist. Nach Ausnahmen in dem problematisierten Verhalten zu suchen ist eine gute Methode, um Unterschiede einzuführen und diese in einen Zusammenhang mit Umgebungsbedingungen oder Kontexten zu bringen. Sie hilft Familien, darüber nachzudenken, wie Veränderungen zustande kommen und wie die einzelnen Familienmitglieder, Freunde und Außenstehenden dazu beitragen. Es führt so zu ersten Überlegungen über Veränderungen, die Familien zur Lösung ihrer Probleme in Angriff nehmen können.

Fallbeispiel (Fortsetzung)

Im Fall von Herrn B. finden wir schnell heraus, daß seine Beschwerden am geringsten ausgeprägt sind, wenn alle daheim sind – ganz besonders sonntags. Auch scheint es ihm besser zu gehen, wenn er weiß, daß es seiner Mutter gut geht; dann beschäftigt er sich weniger mit der eigenen Gesundheit.

10. Welche Funktion mag das Symptom haben, um die Familie zu stabilisieren? Welchen Beitrag leisten die Familie und ihre Mitglieder, um das Symptom zu stabilisieren?

Diese Frage lädt abschließend dazu ein, die Antworten auf die vorangegangenen Fragen zusammenzufassen und übergreifende Hypothesen zu bilden. Die Einzelteile des Puzzles werden zusammengefügt.

Aus Einzelteilen Bilder zusammenfügen

Alle genannten Ideen zusammenzufassen und ihnen einen Sinn zu geben ist keine leichte Aufgabe. Die meisten Ärzte haben gar nicht die Zeit, darüber zu brüten und die verschiedenen Möglichkeiten gegeneinander abzuwägen. Möglicherweise ist es ein generelles Problem unserer Arbeit, daß wir bei unseren Bemühungen, Lösungen zu finden, zuviel Zeit damit verbringen, Anamnesen zu erheben, Untersuchungen zu machen und Rezepte auszustellen, und zuwenig Zeit damit, nachzudenken. Familientherapeuten verbringen viel Zeit damit, mit Hilfe von Supervisionen, Co-Therapeuten, Videos und Arbeitsgruppen ihre Fälle zu überdenken. Hausärzte haben dazu kaum die Möglichkeit. Es kann aber durchaus machbar und recht hilfreich sein, vor oder nach einer Konsultation fünf Minuten darauf zu verwenden, über einen Fall nachzudenken. Was glauben Sie, lieber Leser, wie Patienten darauf reagieren werden, wenn Sie folgendes vorschlagen:

> Dieses Problem erscheint mir recht unübersichlich. Ich brauche jetzt einige Minuten Zeit, um darüber in Ruhe nachdenken zu können. Darf ich Sie für fünf Minuten allein lassen, um die Themen, die wir besprochen haben, zu überdenken? Danach treffen wir uns dann wieder hier.

Der Arzt kann dann das Sprechzimmer verlassen oder die Patienten ins Wartezimmer bitten. Sich eine „Auszeit" zu gönnen kann äußerst nützlich sein und führt seltsamerweise oft zu kürzeren Beratungszeiten.

Modifizierte Genogramme können dabei behilflich sein, die Familienstruktur darzustellen, wenn man verschiedene Symbole benutzt, um konflikthafte Beziehungen, Nähe, Distanz, Hierarchien und ähnliches darzustellen. Solche „Beziehungskarten" sind dann kleine „Schnappschüsse" der Familie, die durch die „Linse" der Familie oder des Arztes gesehen werden können. Solche Schnappschüsse können zu Beginn der Arbeit mit einer Familie aufgenommen werden und als eine „Basisdokumentation" dienen, um dann mit späteren Schnappschüssen verglichen zu werden. So lassen sich auch Veränderungen dokumentieren.

Dieses Diagramm gibt die Sichtweise eines Arztes wieder, wie er die Familienstruktur und die relative Nähe und Distanz zwischen den Mitgliedern sieht. Es gibt hier einen Konflikt zwischen beiden Eltern, von denen jeder je einem der Kinder sehr nahe steht. Die Beziehung des Vaters zu seiner Mutter ist obendrein sehr ambivalent.

Solche Karten zu zeichnen hilft Ärzten, Ideen über notwendige Veränderungen zu entwickeln, die sie dann hoffentlich gemeinsam mit den Patienten besprechen können – etwa so:

> Darf ich Ihnen mal anhand einer Zeichnung zeigen, wie ich die Beziehungen in Ihrer Familie sehe? Sie basiert auf den Dingen, die Sie mir bisher erzählt haben. Sehen sie das auch so oder eher anders?
>
> Wenn Sie eine Sache auf dieser Beziehungskarte verändern könnten, was wäre das? Wie würden Sie es anfangen?

Dieses Vorgehen kann Patienten ermutigen, mit ihrem Arzt zu klären, worin sie mit ihm übereinstimmen und worin nicht. Besonders hilft es ihnen dabei, erste kleine Schritte auszumachen, die in Richtung Veränderung führen: beispielsweise, wie Partner erneut über ihre Beziehung ins Gespräch kommen, oder wie sie etwas für die Schwiegereltern tun könnten, also die Bereiche des Lebens auszukundschaften, über die sie einer Meinung sind.

Zusammenfassung

Hausärzte sind in der einmaligen Lage, die oben beschriebenen Zusammenhänge herstellen zu können. Gerade wenn alle Famili-

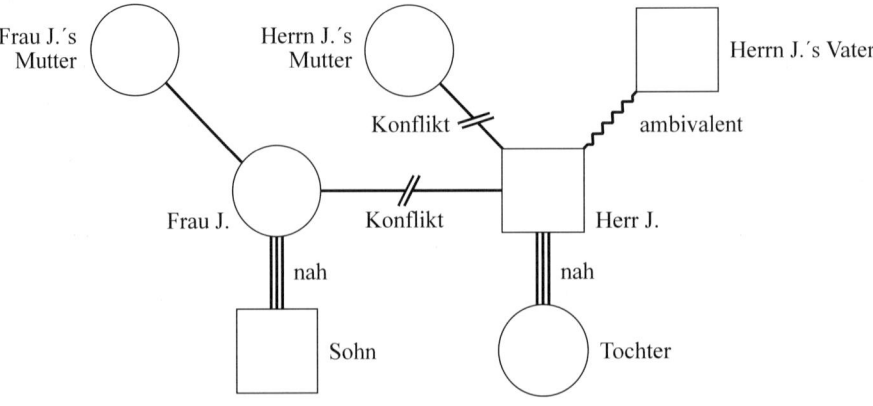

Familien-Beziehungskarte

enmitglieder Patienten der Praxis sind, bietet sich die Möglichkeit, die unterschiedlichen Informationen auf den Karteikarten zu einem umfassenderen Bild zusammenzutragen.

Ökonomischer wäre es, sich extra Karteikarten über jede Familie anzulegen und sich diese jedesmal zusammen mit den Karteikarten der Einzelperson, die den Arztbesuch macht, vorlegen zu lassen. Genogramme könnten auf diesen Karten eingezeichnet sein. Die Arzthelferin könnte diese Familienkarte durch Zusammentragen der Daten der Einzelkarten anlegen und der Arzt dann bei jedem Besuch eines Familienmitglieds Ergänzungen einfügen. Diese Informationen sind selbstverständlich vertraulich zu behandeln, und eine Mitteilung an andere Familienmitglieder ist sorgfältig zu prüfen. Derart geführte Familienkarten erlauben einen raschen Überblick über Krankheitsmuster und Beziehungssysteme. Denn es ist nicht selten, daß die verschiedenen Familienmitglieder den Arzt in rascher Reihenfolge aufsuchen und über verwandte Symptome klagen. Eine gute Übersicht erleichtert in diesem Fall die Möglichkeit einer Familienkonsultation.

Tips für Leser

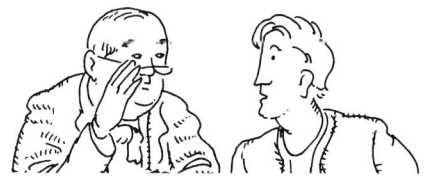

Wählen Sie von Ihren eher problematischen Patienten drei aus und stellen Sie ihnen die folgenden Fragen (wobei Sie sich erlauben, auch etwas schräge und unmögliche Ideen einzufügen):

▪ Was sind die möglichen guten Effekte der Krankheit für:
  – den Patienten
  – den (Ehe-)Partner
  – die Eltern
  – die Kinder
  – die Geschwister
  – andere relevante Personen einschließlich gesundheitlicher Fachpersonen?

▪ Nehmen sie sich während der Konsultation eine „Auszeit" von fünf Minuten und beobachten Sie den Effekt dieser Maßnahme auf das weitere Gespräch.

▪ Wenn Sie tiefer einsteigen wollen, können Sie auch noch mit einem Ihrer Patienten die 10 Fragen besprechen und eine „Beziehungskarte" zeichnen.

7 Paarberatung

Von der Zweier- zur Dreierbeziehung

In Fällen, in denen der Arzt den Eindruck gewinnt, daß die vom Patienten beschriebenen Probleme mit Beziehungsfragen zusammenhängen, ist es letztlich eine Frage des gesunden Menschenverstandes, mit beiden Partnern zu sprechen. Aber das ist leichter gesagt als getan! Es gibt Patienten, die die Idee, den Partner mitbringen zu können, dankbar aufnehmen; es gibt aber auch andere, die eher zögerlich auf derartige Vorschläge reagieren. Sie können das Gefühl haben, bisher eine recht gute Beziehung zu ihrem Arzt entwickelt zu haben, und befürchten, daß diese durch die Gegenwart des Partners Schaden nehmen könnte. Es kann sogar sein, daß sie ihrem Arzt vertrauliche Seiten ihres Lebens offenbart haben, von denen der Partner nichts weiß (beispielsweise Affären). Das kann Ärzte durchaus in ein erhebliches Dilemma bringen. Was soll der Arzt tun, wenn der Partner, der ja möglicherweise ebenfalls von ihm betreut wird, Fragen zum Patienten stellt? Wie soll er dann antworten? Wird er sich immer daran erinnern können, was besprochen werden darf und was nicht? Kann er in die Situation kommen, lügen zu müssen? Sobald Ärzte Zugang zu geheimen oder anderweitig vertraulichen Informationen bekommen, kann das durchaus lähmend wirken. Ja, es kann sogar noch schwieriger werden, wenn der Partner auch seine eigenen Geheimnisse mitteilen möchte, was Ärzte in die undankbare Rolle bringt, sich zwischen allen Stühlen zu fühlen. Beide Partner wissen, daß der Arzt seine oder ihre Geheimnisse kennt, und möglicherweise nehmen sie sogar an, daß er noch etwas darüber hinaus weiß, über das er nicht spricht. Wissentlich oder unwissentlich wird er so zu einer Art Grenzgänger, was keine sonderlich attraktive Rolle ist. Der beste Weg, aus solch einer Zwangslage wieder herauszukommen, ist es, ein Treffen des Paares einzuberufen mit dem Ziel, die betreffenden Personen direkt miteinander reden zu lassen.

Viele Ärzte werden die Vorstellung, eine ganze Familie vor sich zu sehen, als eher abschreckend erleben. Sie mögen sich nicht ausreichend qualifiziert dazu sehen, die Interaktionen von mehreren Personen gut handhaben zu können. Es kann zwar schwierige Fragen bei der Abgrenzung geben, aber sollten Erwachsene Geheimnisse voreinander haben?

Vom Umgang mit Geheimnissen

Alle Ärzte kennen die Situation, daß ihnen, meistens von Individuen, offene oder verdeckte „Geheimnisse" mitgeteilt werden. Wir möchten einige Vorschläge dazu machen, wie man damit gut umgehen kann. Es wird nicht viele Familien geben, die von sich ernsthaft behaupten können, keine größeren oder kleineren Geheimnisse voreinander zu haben. Geheimnisse haben vielerlei Funktionen: Vor allem scheint es sie zu geben, um Menschen vor bestimmten Informationen zu schützen. Man möchte verhindern, daß bestimmte Informationen Personen verletzen und daß dadurch eine nicht mehr kontrollierbare Krise ausgelöst werden könnte. Solche Geheimnisse können sich auf Bereiche der Gegenwart oder der Vergangenheit beziehen: Dabei kann es sich um Alkoholismus oder andere Süchte, um sexuellen oder anderen Mißbrauch, uneheliche Geburt, Affären, Abtreibungen, Totgeburten, kriminelle oder politische Vergehen, Selbstmord, Schulden oder auch trivialere

Ereignisse handeln. Eine Besonderheit bei manchen Familiengeheimnissen ist, daß sie mehr oder weniger zahlreichen Familienmitgliedern bekannt sind, aber daß niemand jemals darüber spricht, weil alle annehmen, sie seien als einzige informiert. In solchen Fällen ist letztlich das einzige „Geheimnis", daß niemand weiß, daß alle es wissen.

Geheimnisse haben eine Bedeutung, was besagt, daß es für sie gute und weniger gute Gründe gibt. Diese Gründe gilt es zu respektieren und erst einmal zu verstehen, bevor man die bloße Existenz eines Geheimnisses überhaupt anspricht. Eine Möglichkeit, sich über die Funktion eines Geheimnisses kundig zu machen, ist, darüber mit den Patienten in der Einzelsituation zu sprechen:

Angenommen, Ihr(e) Partner(in) würde von diesem Geheimnis erfahren, wie würde er/sie reagieren? Was würde er/sie sagen? Was würde als nächstes geschehen? Was macht Sie so sicher, daß es genauso ablaufen würde?

Könnten Sie sich vorstellen, daß er/sie schon jetzt davon weiß?

Wieviel, glauben Sie, weiß er/sie jetzt schon davon? Wieso sind Sie sich so sicher, daß er/sie so wenig/so viel davon weiß? Angenommen, Sie würden sich dazu entschließen, mit Ihrem/r Partner(in) dieses Thema zu besprechen, was wäre das Schlimmste, was passieren könnte?

Was spricht dafür, was dagegen, diese Sache geheim zu halten?

Derartige Fragen bringen Patienten dazu, sich mehr Gedanken darüber zu machen, ob sie bestimmte Aspekte ihres Lebens vor den ihnen am nächsten stehenden Menschen geheim halten sollen. Oft ist es auch nicht der tatsächliche Inhalt des Geheimnisses, der es wichtig erscheinen läßt, es weiterhin geheim zu halten, sondern die möglichen Interaktionen, die in Situationen entstehen, in denen jeder weiß, daß es ein Geheimnis gibt (wie trivial auch immer), aber keiner sich wirklich sicher ist, was für eines. Hoch ritualisierte Familienspiele werden dann inszeniert, in denen ein Mitglied „etwas, das ich Euch unmöglich erzählen kann", andeutet und die anderen Mitglieder mehr oder weniger offen zu raten versuchen, was dieses „Etwas" wohl sein könnte. Es gibt Familien, die solch eine Aufregung in dosierten Portionen von Zeit zu Zeit brauchen; viele können aber gut und gern darauf verzichten.

Pssst … können Sie ein Geheimnis für sich behalten?
Ich möchte Ihnen gerne etwas sehr Persönliches erzählen.

Bestimmt kann ich das, aber wollen Sie das wirklich tun?

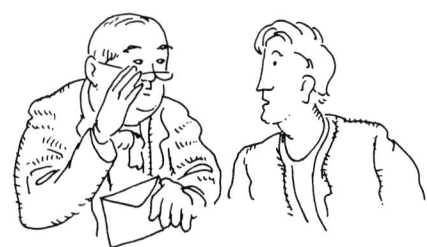

Der zögernde Patient

In Fällen, in denen es in Familien jahrelang gehütete Geheimnisse gibt, ist es nicht weiter überraschend, daß Patienten zurückhaltend auf die Einladung reagieren, ihre Partner mit in die Praxis zu bringen. Sie werden fürchten, daß der Arzt Themen aufbringen könnte, die lange sorgfältig gemieden wurden. Das kann erklären, warum Patienten den „einleuchtenden" Vorschlägen ihres Arztes, den Partner mitzubringen, nicht folgen wollen. Es kann aber auch noch andere Gründe für eine Zurückhaltung der Patienten geben: Angst vor zuviel (oder zuwenig) Intimität, vor dem Verlust mühsam erarbeiteter Freiheiten oder eine generelle Skepsis vor jeglicher Art von Beratung in persönlichen Angelegenheiten.
Wir wollen das anhand eines Beispiels überprüfen:

Ja, ich möchte es Ihnen sagen; aber ich bitte Sie sehr, es niemandem weiterzusagen; auch dann nicht, wenn ich mich später dazu entschließen sollte. Ist das OK?

Sicher, aber ich verstehe nicht, warum ich nicht darüber sprechen kann, wenn Sie es selber tun?

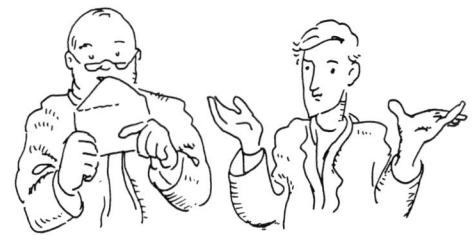

Das ist eben ein Geheimnis!

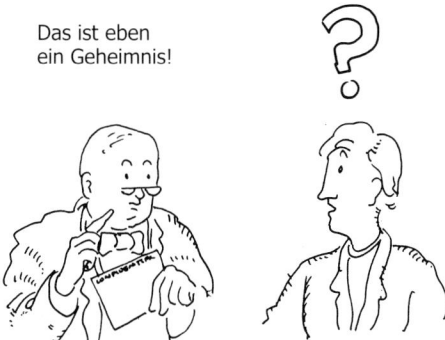

Fallbeispiel

Das Genogramm und der Familienkreis haben ergeben, daß die Beschwerden von Frau P. viel mit ihrem Mann zu tun haben, den sie als „arbeitssüchtig" bezeichnet. Mit Hilfe zirkulärer Fragen hat der Arzt herausgefunden, daß ihre Depressionen ihn sehr betroffen machen und daß seine Bemühungen nicht dazu beitragen, daß es ihr besser geht. So erscheint es naheliegend, ihn einzuladen.

Arzt	Patientin
Ich glaube, wir brauchen Ihren Mann, wenn wir in dieser Sache Fortschritte machen wollen.	Ja, aber ich glaube nicht, daß er kommen wird.
Was müßten Sie tun, damit er kommt?	Ich habe keine Idee.
Angenommen, Sie würden sagen: „Ich habe mit meinem Arzt gesprochen ... er meint, wir sollten mal zusammen zu ihm gehen ...“	Ich glaube nicht, daß das klappen würde.
Warum eigentlich nicht? Welche Worte müßten Sie wählen, damit er kommt?	Ich glaube, daß nichts funktionieren würde; er würde einfach sagen, daß er keine Zeit hat.
Würde er kommen, wenn Sie ihm sagen würden, daß es ja für Sie sei und nicht, daß er hier ausgefragt werden soll?	Vielleicht.

Fallbeispiel (Fortsetzung)

Frau P. macht nicht gerade den Eindruck, als ob sie davon überzeugt wäre, daß es ihr gelingen könnte, ihren Mann dazu zu bringen, mit ihr gemeinsam in die Praxis zu kommen. Vielleicht hat sie recht. Vielleicht auch nicht. Solange sie nicht selber daran glaubt, daß es ihr gelingen könnte, wird es auch nicht passieren. Aber wenn sie es wirklich von ganzem Herzen will, werden sich ihre Chancen deutlich erhöhen. Als nächsten Schritt gilt es also für den Arzt, mit ihr zusammen herauszufinden, ob sie überhaupt will, daß ihr Mann mitkommt. Letztlich bedeutet das, mit ihr zu besprechen, ob es für sie überhaupt einen Fortschritt ohne Einbeziehung ihres Mannes geben könnte.

Worte des Arztes

Vorgehensweise des Arztes

Angenommen, Sie glauben, die Anwesenheit Ihres Mannes hier würde alles nur noch schlimmer machen ...

Er zeigt, daß er die Ängste der Patientin ernst nimmt.

Was könnte hier schlimmstenfalls in Gegenwart Ihres Mannes geschehen, so daß alles noch schwieriger würde?

Er veranlaßt die Patientin, über ihre eigenen Ängste und mögliche Auswirkungen ihres Verhaltens nachzudenken.

Ich bin davon überzeugt, daß Sie Wege finden werden, Ihren Mann hierher zu bekommen, wenn Sie das wirklich wollen.

Er stellt die Sichtweise der Patientin in Frage.

Wann wäre die beste Zeit, ihn danach zu fragen? Wie müßten Sie ihn genau ansprechen? Was wird er möglicherweise antworten? Also, das würde nicht wirken. Was könnten Sie anders machen, damit es wirkt?

Er leitet die Patientin dazu an, sich ihr Vorgehen genau zu überlegen und mögliche Antworten einzubeziehen.

Also, ich bin mir nicht sicher, ob Sie wirklich glauben, daß das eine gute Idee ist ... möglicherweise haben Sie ja auch gute Gründe dafür. Aber das bringt mich in ein Dilemma. Ich möchte Ihnen gerne helfen, aber ich denke nicht, daß das ohne Ihren Mann möglich ist.

Er erhöht den Druck, indem er darauf hinweist, daß ein Erfolg der Behandlung ohne Einbeziehung des Mannes unwahrscheinlich sein wird.

Worin sehen Sie die Gefahren? Was wäre das Schlimmste, was passieren könnte?

Er ermutigt die Patientin, ihre Ängste zu überdenken.

Angenommen, er würde dieses Gespräch mithören, was würde er dazu sagen? Wie schlimm muß Ihre Situation werden, bis Sie ihn dazu bringen, zu kommen?

Er veranlaßt die Patientin, sich mögliche Antworten ihres Mannes zu überlegen und sich die Umstände einer Verschlechterung vorzustellen.

Wie würden Sie ihn denn bitten zu kommen? Mit welchen Worten würden Sie ihn ansprechen?

Er beginnt mit einem „Mini-Rollenspiel".

Dieses Vorgehen ist hilfreich, um Patienten langsam „aufzuweichen". Früher oder später wird diese Patientin ihre eigenen Konzepte über die Einbeziehung ihres Mannes überdenken. Patienten zu ermutigen, mit einer spezifischen Wortwahl zu experimentieren, sich mögliche Antworten vorzustellen und über passende eigene Antworten darauf nachzudenken – alles das können therapeutische Vorgehensweisen sein, um Patienten zu helfen, sich eher als aktive Mitspieler in einem Familiendrama zu sehen als als Opfer der Launen eines Partners.

Situationen, in denen sich Patienten einfach nicht vorstellen können, ihre(n) Partner(in) mitzubringen, sind alles andere als selten. Aber wie kommen wir aus dieser Schwierigkeit heraus? Bis jetzt wissen wir das noch nicht, aber es ist in jedem Fall sinnvoll, Frau P. dazu zu bringen, über neue Möglichkeiten nachzudenken, wie sie mit ihrem Mann ins Gespräch kommen kann. Schon das wird ihr helfen, besser mit ihren Hoffnungen und Ängsten umzugehen. Ja, es kann auch dazu kommen, daß sie sich dafür entscheidet, es sei besser, ihn für alles verantwortlich zu machen, als ein gemeinsames Gespräch mit ihm zu führen. Vielleicht hat sie durchaus berechtigte Gründe, sich über eine Veränderung des Status quo Sorgen zu machen. Es gibt viele Patienten, die der Ansicht sind, daß das Ansprechen von Problemen diese verschlimmern könnte, daß eine Lawine in Rollen kommen oder die gute Beziehung zu ihrem Arzt dadurch gefährdet werden könnte.

Wie bezieht man weitere Familienmitglieder ein?

Es gibt eine ganze Reihe von Indikationen für die Einbeziehung weiterer Familienmitglieder in die Beratung:

- „Steckenbleiben" in einer Beratungssituation
- das Wissen, daß (einzelne) Familienmitglieder relevante Informationen zurückhalten
- Probleme, die mehr als eine Person betreffen (Ehe-, Sexual- oder Verhaltensprobleme)
- häufige Besuche von unterschiedlichen Familienmitgliedern
- Compliance-Probleme bei chronischen Krankheiten
- akute Familienkrisen (plötzlicher Todesfall, Kindstod, (para-)suizidale Handlungen)

Es gibt aber auch **Kontraindikationen** für die Einbeziehung weiterer Familienmitglieder in die Beratung:

- Verdacht auf familiäre Gewalt
- Verdacht auf (sexuellen) Mißrauch
- Der Arzt kann sich nicht vorstellen, mit mehr als einer Person ein Gespräch zu führen.

Hierbei handelt es sich sicher nicht um absolute Kontraindikationen. Bei Verdacht auf oder Anzeichen von Mißbrauch oder Gewalttätigkeit steht jedoch die körperliche und seelische Unversehrtheit an erster Stelle. In solchen Fällen können gemeinsame Gespräche die brisante Situation eher aufheizen und mögliche Risiken für Kinder und Erwachsene erhöhen. Die Zusammenarbeit mit Sozial- oder Jugendamtsdiensten oder im Extremfall auch mit der Polizei kann dann sinnvoller sein, um eine explosive Situation zu entschärfen.

Die Kontraindikation Nr. 3 hat eher mit dem Arzt selbst zu tun: Falls er selbst nicht davon überzeugt ist, daß es notwendig ist, den Partner bei den Gesprächen dabei zu haben, wird diese Skepsis schnell von den Patienten übernommen werden. Wie gesagt, gibt es auch Situationen, in denen nachfühlbare Sorgen, daß durch gemeinsame Gespräche die Situation schlimmer werden könnte, berechtigt sind. Partner können nach „mißlungenen" Gesprächen strafend oder gar gewalttätig werden. Aus diesem Grund ist es notwendig, daß Ärzte vor einer Einladung gemeinsam mit dem Patienten die Vor- und Nachteile eines gemeinsamen Gesprächs explorieren, um die Indikationen und Kontraindikationen sorgfältig gegeneinander abwägen zu können.

Ärzte befürchten häufig, daß die Folge eines gemeinsamen Gesprächs eine unmittelbare Trennung sein könnte. Dies ist zwar möglich, aber extrem selten. Es gibt auch keinerlei Grund für Ärzte, sich für derartige Entwicklungen verantwortlich zu fühlen, solange sie sie nicht „verordnet" haben. Menschen fällen Entscheidungen für sich selbst, auch wenn sie dazu neigen mögen, andere für das verantwortlich zu machen, was „falsch" läuft. Ein vorsichtiger Arzt könnte deswegen jedes Paargespräch mit der Bemerkung einleiten, daß es an jedem Partner selbst liegt, welche Entscheidungen er für sein Leben fällt, und daß es an den Klienten liegt, ihm als Arzt mitzuteilen, wann er Dinge berührt, die sie als gefährlich erleben. Außerdem gibt es ja auch Fälle, in denen der Abbruch einer Beziehung sogar die bessere Lösung sein kann.

Mit Paaren sprechen

Worin liegen die Vorteile von Paargesprächen?
- Sie können im Interesse der Patienten selbst liegen. Überraschenderweise wünschen sich viele Patienten jemand Nahestehenden in der Konsultation. Es erscheint ihnen ganz natürlich; sie werden nur selten danach gefragt.
- Es kann im Interesse des Arztes sein, aus seiner ungünstigen Situation als Vermittler, in der er sich zwischen beiden Partnern

„gefangen" fühlt, herauszukommen. Wenn man beide Partner in eine Sitzung einlädt, hilft man ihnen, miteinander anstatt übereinander zu reden, besonders dann, wenn es sich um Themen handelt, über die sie sonst nicht miteinander reden können.
- Der Arzt bekommt „in vivo" mit, wie die Partner miteinander sprechen, und erhält einen Eindruck von den dabei auftretenden Schwierigkeiten. Er kann es selbst sehen und hören und ist nicht mehr nur darauf angewiesen, es sich beschreiben zu lassen.
- Der Arzt kann sich auf der Basis dieser Beobachtungen überlegen, wie die Interaktionen und die Kommunikation im „Hier und Jetzt" verbessert werden können. Diese Interventionen sind nach Paargesprächen lebensnah, da sie aus der aktuellen, von jedem Beteiligten zu beobachtenden Situation in der Praxis entstehen. Das erhöht die Wahrscheinlichkeit, daß sie realistisch und passend sind.

Angenommen, es ist der Patientin gelungen, ihren Mann davon zu überzeugen, mitzukommen. Jetzt sitzt er mit seiner Frau vor Ihnen. Wie führen Sie nun das Gespräch? Was sagen Sie als nächstes nach der Begrüßung?

Es hat sich bewährt, einer Konsultation einen Rahmen zu geben und damit einzuleiten, wie und warum die Idee eines Paargesprächs aufgekommen ist und wie lange es dauern soll. Eine „Standarderöffnung" könnte so aussehen:

Vielen Dank, daß Sie sich die Mühe gemacht haben, mit hierher zu kommen. Sie wissen vielleicht, daß Ihre Frau mehrere Male wegen ihrer Beschwerden bei mir gewesen ist. Dabei ist mir die Idee gekommen, daß es ganz sinnvoll wäre, Sie beide zusammen zu einem Gespräch einzuladen ...

Lassen sie uns ein bißchen streiten.   Nein, warum sollten wir?

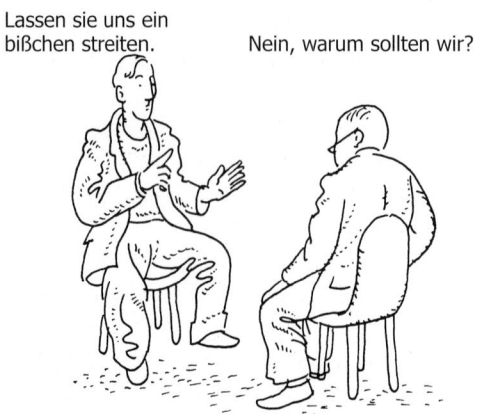

Damit wir herausfinden, warum wir ständig streiten. Wenn wir herausfinden, wie wir damit anfangen, können wir auch verstehen, wie wir wieder damit aufhören können.   Ich glaub da nicht dran. Das wird nicht funktionieren.

Doch, wird es!   Nein, wird es nicht!

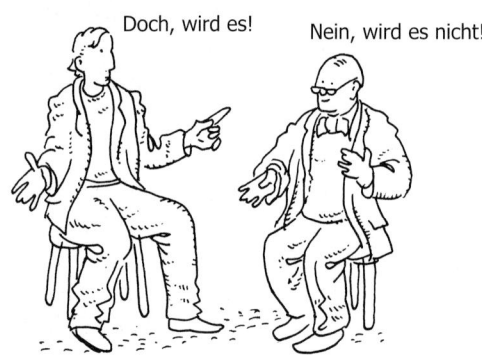

Großartig, sehen Sie - wir sind schon mitten in einer Inszenierung. Was wir tun, ist nichts anderes als streiten!   Quatsch, stimmt doch gar nicht!

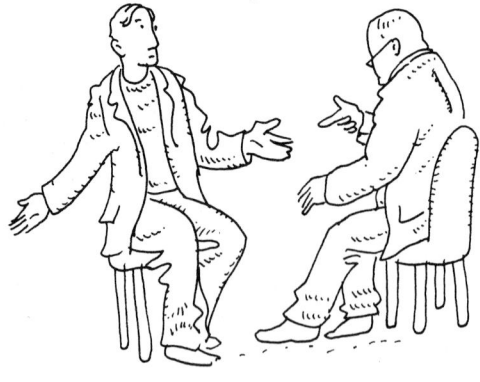

Doch!   Jetzt hören Sie doch auf zu streiten!

Einer solchen Standarderöffnung könnten dann mehrere Fragen an den Partner folgen. Solche Fragen sollten sich anfangs eher auf die Probleme der Patientin beziehen, so daß der Partner sich nicht unter Druck fühlt und der Eindruck gefördert wird, daß es hier um Hilfe für die Patientin geht. Die meisten Menschen schätzen es nicht, wenn sie (auch in einer Praxis) implizit oder explizit für die Probleme ihres Partners verantwortlich gemacht werden. Wenn der Partner hingegen gebeten wird, auch seine Sichtweise zu einer Lösung beizutragen, fühlt er sich eher als „Helfer" und weniger als „Mitpatient". Es wird sich langfristig beim Aufbau eines konstruktiven Kontaktes bewähren, diese Aspekte zu beachten.

In einer solchen Befragung werden sich die meisten Menschen eher als „objektive" Informanten sehen. Der Arzt sollte sich jedoch davor hüten, die angebotene Information als die „richtige" Version anzusehen, sondern sie lediglich als eine nützliche zusätzliche Sichtweise zur Kenntnis nehmen.

Es gibt Angehörige, die sich in ausschweifenden Erzählungen über die Probleme der Patienten (oder ihre Probleme mit den Patienten) ergehen. Ärzte sollten dies anfänglich aushalten können, um den Eindruck eines aufmerksamen Zuhörers nicht zu beschädigen. Später ist es jedoch irgendwann an der Zeit, die direkte Interaktion zwischen den Partnern zu fördern:

> ... und wenn sie dann immer depressiver und unruhiger wird und niemand sonst mehr mit ihr zurecht kommt ...

(an die Patientin gerichtet) Sehen Sie das auch so wie Ihr Mann?

Solche kleinen Interventionen, die ja beliebig variiert werden können, erweisen sich als sehr nützlich: Die Patientin wird irgendwie, entweder bestätigend oder widersprechend, auf die Bemerkungen ihres Mannes reagieren. Nach Dissens zu suchen, der unter größtem Aufwand oft jahrelang vermieden oder versteckt wurde, ist keineswegs eine sadistische Übung von seiten des Arztes. Das Aufdecken unterschiedlicher Meinungen soll Paare dazu ermutigen, sich darüber auszutauschen, was sie im Leben gemeinsam haben und was sie trennt, und darüber nachzudenken, wie man besser mit Konflikten umgehen kann. Die Paare inszenieren dann unweigerlich ihre üblichen Schwierigkeiten, und dies zu beobachten ermöglicht dem Arzt eine „lebensechte Probe" der Partnerschaftsproblematik, die er nun leichter analysieren kann. Es gibt eine ganze Reihe von Möglichkeiten, Paare miteinander ins Gespräch zu bringen, etwa:

> Würden Sie Ihrem Mann gern etwas antworten? Was würden Sie gern sagen, wenn Sie könnten? Jetzt besteht die Möglichkeit dazu; hier sitzt er. Möchten Sie es nicht doch einmal versuchen?
>
> Könnten Sie vielleicht beide darüber für einige Minuten ins Gespräch kommen? Es scheint sich um ein für Sie wichtiges Thema zu handeln. Bleiben Sie einfach dran. Es geht hier nur um Sie beide. Versuchen Sie mal, mich hier zu vergessen.
>
> Erzählen Sie das doch nicht mir. Sagen Sie es ihm/ihr. Er/sie ist hier wichtig, und er/sie muß das hören, damit sich bei Ihnen etwas ändert.

Allein ein Paar dazu zu bringen, schwierige Themen miteinander zu besprechen, kann bereits therapeutisch hilfreich sein. Wenn das dann noch in Gegenwart einer dritten Person stattfindet, steigt die Wahrscheinlichkeit, daß sich die Partner um eine konstruktive und lösungsorientierte Sprache bemühen. Darauf kann dann weiter aufgebaut werden. Es gibt aber auch Situationen, in denen es zu heftigen Beschuldigungen kommt, Situationen, die den meisten Klinikern eher unangenehm sind.

Hier sind einige Möglichkeiten, wie destruktive Gespräche abgebrochen werden können:

> Ich kann gut verstehen, daß Sie über dieses Thema beide sehr aufgebracht sind, und ich vermute, daß Sie lange Erfahrungen mit solchen Auseinandersetzungen haben. Ich habe nichts dagegen, wenn Sie das daheim so machen, wenn Sie wollen. Aber solange Sie hier bei mir sind, möchte ich Sie darum bitten, mit gegenseitigen Beschuldigungen aufzuhören, so daß wir gemeinsam überlegen können, wie Sie auf eine konstruktivere Weise unterschiedliche Ansichten miteinander besprechen können, vorausgesetzt, Sie wollen das auch.
>
> Wollen wir nicht besser gemeinsam herausfinden, was Sie beide so aufbringt, daß Sie einander nicht mehr zuhören können? Was muß er sagen, damit es zwischen Ihnen so abgeht? Was muß sie sagen, damit Sie sich nicht mehr beherrschen können? Was müßten Sie selbst sagen oder tun, damit Ihr Partner so richtig wütend wird?

Solch ein Vorgehen hat mehrere Vorteile:

- Es nimmt den Dampf aus einer Debatte, wenn es notwendig erscheint. Denn es gibt Umgebungsbedingungen, in denen die Kollegen nicht mehr weiter arbeiten können, wenn im Nebenzimmer solche lautstarken „therapeutischen" Gespräche ablaufen.
- Es hilft Partnern, herauszufinden, wie sie sich gegenseitig reizen und was sie selbst reizt. Dies eröffnet die Möglichkeit, daß beide Partner sich selbst als Reagierende und als Agierende erleben.

Zusammenfassung

Wenn man Partner miteinander einlädt, eröffnet dies die Möglichkeit, konkrete „Aktionen" ins eigene Sprechzimmer zu holen. Es gestattet dem Arzt die „in vivo"-Beobachtung von Beziehungen. Es ermöglicht therapeutische Interventionen dadurch, daß Paare mehr Vertrauen zueinander entwickeln, indem sie Dinge miteinander besprechen, die sie zuvor nur mit dem Arzt besprechen konnten. Aber es ist nicht immer einfach, beide Partner gleichzeitig in die Praxis zu bekommen. Deshalb ist dazu häufig ein „Werben" unvermeidlich. Der/die Patient(in) selbst muß für die Idee gewonnen werden, seine(n) Partner(in) mitzubringen und sie/ihn von der Notwendigkeit eines gemeinsamen Arztbesuches zu überzeugen.

Tips für Leser

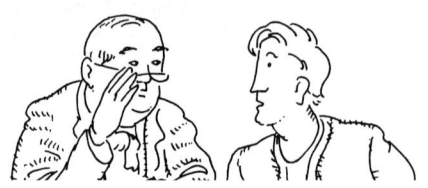

- Laden Sie ein passendes Paar ein und beobachten Sie, mit welchen Worten es Ihnen gelingt, zuerst den Patienten/die Patientin von der Idee der Anwesenheit des Partners zu überzeugen.
- Wenn Sie das nächste Mal mehr als eine Person vor sich haben, ermutigen Sie diese, miteinander über die angeschnittenen Themen zu sprechen. Wenn Sie Formulierungen wie: „Können Sie ihm/ihr das jetzt direkt sagen?" und: „Können Sie ihm/ihr jetzt darauf antworten?" benutzen, ermutigen Sie zu einer „Live-Interaktion" in Ihrem Sprechzimmer. Machen Sie nach dem Gespräch ein kleines Protokoll und überlegen Sie, in welchen Bereichen Sie mit sich als Gesprächsleiter zufrieden waren und in welchen Sie noch etwas üben müssen. Fragen Sie sich abschließend, ob Sie ein unparteiischer Vermittler waren und auf wessen Seite die beiden Partner Sie jeweils vermutet haben.

8 Familienberatung – oder: Mit Familien „tanzen"

Mit Familien „tanzen"

Die Metapher des „Tanzes" möchten wir hier als eine neue Sichtweise für Beratungsgespräche vorschlagen. Der Arzt gibt den Takt vor und wartet, daß die Familie einstimmt und in Bewegung kommt. Es gibt Familien, die ihre eigene Melodie spielen wollen und das ganze Gespräch bestimmen. Auf welche Weise auch immer – Familien dazu zu brin-

gen, ihre eigenen Rhythmen und Motive herauszufinden, ist das vorrangige Ziel jeder Familienberatung. Der Arzt kann dabei den Takt gelegentlich beschleunigen oder verlangsamen, manchmal auch die Bewegungen gänzlich zum Stoppen bringen oder ganz neue Schritte vorstellen, die die Familie zum Experimentieren mit „etwas ganz Neuem" einladen können.

Eine ganze Familie in die Praxis einzuladen, ist ein sehr viel förmlicherer Akt, als die einzelnen Mitglieder bei einem Hausbesuch zu sehen. Der Unterschied besteht darin, daß hier die Initiative vom Arzt ausgegangen ist, und es liegt deswegen an ihm, die Situation zu erklären und dem Treffen „einen Rahmen" zu geben:

> Guten Tag (er gibt dabei jedem einzelnen die Hand), vielen Dank, daß Sie gekommen sind. Ich habe Sie gebeten, alle zusammen zu kommen, da ich mir gedacht habe, daß es hilfreich sein könnte, gemeinsam zu verstehen, wie Sie alle das Problem von Frau Z. sehen und inwiefern es jeden von Ihnen betrifft. Dies könnte dann Frau Z. dazu verhelfen, daß es ihr wieder besser geht.

Als Grund wird die mögliche Hilfe für die Patientin in den Vordergrund gerückt, was den Familienmitgliedern hilft, sich im Gespräch zu entspannen, denn viele kommen mit der Angst, sie würden womöglich für die Krankheit oder andere Probleme verantwortlich gemacht. Sie werden sich schon vorher im stillen gefragt haben: „Was wird sie dem Arzt erzählt haben?", „Sind wir jetzt an allem schuld?", etc.

Schon im Vorgespräch sollte man deswegen folgende Fragen mit den Patienten besprechen:

> Was von dem, was wir hier besprochen haben, könnte Ihre Familie erfahren? Was sollte ich ihnen mitteilen? Worüber möchten Sie lieber selbst sprechen? Wovon möchten Sie, daß sie es nicht erfahren sollen?"

Dies könnte dann in folgender Weise in dem Familiengespräch angesprochen werden:

> Frau Z., wir haben uns ja schon mehrere Male ohne Ihre Familie gesehen und über Ihre Probleme gesprochen. Möchten Sie die für Sie wichtigen Fragen jetzt lieber selbst ansprechen, oder wäre es Ihnen lieber, wenn ich das tue? Sie können mich dann gerne unterbrechen und verbessern, wenn Sie selbst andere Worte wählen würden."

Auch der Arzt kann in einem solchen Gespräch Angst haben, besonders wenn er ein solches Familiengespräch zum ersten Mal führt. Obwohl es im allgemeinen leichter ist, mit einer kompletten Familie umzugehen – denn sie zeigt einem ihre eigenen Spielregeln –, kann ein Ungeübter sich schon allein durch die Anzahl der anwesenden Personen oder durch die aufkommenden Emotionen (Wut, tödliches Schweigen, Erregungszustände etc.) irritiert fühlen.

Um ein Familiengespräch als ein besonderes Ereignis herauszuheben, kann es auch nützlich sein, es, wenn möglich, in einem anderen Raum als dem sonst üblichen Sprechzimmer stattfinden zu lassen. Dies gibt dem Arzt selbst ein anderes Gefühl, aber auch der Familie, die sich dann in einem neuen „Setting" befindet, das anders ist als dasjenige, das sie von ihren üblichen Arztbesuchen her kennt.

Sich an Familien ankoppeln

Die wichtigste Voraussetzung für ein gutes Familiengespräch ist es, mit jedem einzelnen Mitglied einen guten Kontakt herzustellen. Dies ist besonders zu beachten, da der Arzt nicht allen Personen in gleicher Weise vertraut ist und einige den Eindruck haben könnten, er stünde mehr oder weniger auf der Seite des Patienten. Sich anzukoppeln heißt, mit jedem einzelnen Familienmitglied eine Verbindung aufzunehmen, einen therapeutischen Kontakt herzustellen, es wissen zu lassen, daß man Wert darauf legt, seine Meinung kennenzulernen. Es gibt viele unterschiedliche Wege, wie man sich ankoppeln kann – der erste Schritt ist sicherlich eine gute Vorstellung:

> Ich kenne Sie ja alle aus dem einen oder anderen Gespräch, aber ich darf Sie jetzt noch einmal bitten, mir zu helfen und mir Ihre Namen und Ihr Alter zu nennen. Vielleicht können Sie sich gegenseitig vorstellen und mir einige kurze Worte über die Person, die jetzt neben Ihnen sitzt, sagen? Gehen wir doch mal im Uhrzeigersinn vor – wer möchte beginnen?

So kann man das Gespräch in Gang bringen. Die Art und Weise, wie Familien sich dann darauf einigen, wer beginnen soll, gibt dem Arzt schon erste Hinweise, wie sie gewöhnlich Entscheidungen treffen, selbst wenn es sich um triviale Dinge handelt. Wenn sie dann nicht weiterkommen, kann man Vorschläge machen, zum Beispiel, daß der Vater, die Mutter oder das jüngste Kind beginnen soll. Die Art und Weise, *wie* jeder über den anderen spricht, kann weitere Überraschungen bieten und ermöglicht die Beobachtung der Familiendynamik. Denn ein Grund, sie alle zusammen bei sich zu haben, ist ja, sehen zu können, wie sie miteinander umgehen.

Der nächste Schritt ist ein kurzer persönlicher Kontakt mit jedem einzelnen Familienmitglied. Es bewährt sich, mit dem jüngsten Kind zu beginnen, um so von Anfang an ein Zeichen der Gleichwertigkeit aller Mitglieder zu setzen. Andernfalls geht man das Risiko ein, daß junge Kinder sich langweilen und dann das weitere Gespräch stören. Wenn man sie gleich von Anfang an für sich gewinnt, steigt die Chance, daß sie auch für

den Rest des Gesprächs aufmerksam bleiben.

Auch wenn es viele Ärzte nicht gewohnt sind, ist es im allgemeinen nicht schwer, mit jungen Kindern oder Jugendlichen Kontakt aufzunehmen. Man kann immer mit ihnen über die Schule, ihre Interessen oder ihre Freunde reden – oder darüber, ob sie sich vorstellen können, warum man hier zusammengekommen ist.

Eröffnungszüge

> Herr und Frau W., ich würde jetzt gerne mit dem kleinen Michael sprechen und ihm einige Fragen stellen. Ist das für Sie in Ordnung? Bitte sagen Sie es mir, wenn es Themen gibt, die ich nicht ansprechen sollte, oder sagen sie es auch ihm, wenn Sie nicht wünschen, daß er darüber spricht. Dieses Gespräch sollte Ihnen allen helfen; ich möchte Sie daher auf keinen Fall beunruhigen.

Diese vielleicht etwas umständlich erscheinende Einführung erweist sich schnell als lohnend und notwendig, denn sie erleichtert Eltern das Gespräch in Gegenwart ihrer Kinder: zum einen, weil sie um Erlaubnis zu einem Gespräch mit ihren Kindern gebeten werden, und zum anderen, weil ihnen ein „Vetorecht" im Umgang mit „heißen" Themen zugestanden wird. Mit anderen Worten: Den Eltern wird eine Mitverantwortung für den Verlauf des Gesprächs und für den Umgang mit ihren Kindern übertragen, so daß man möglichen Vorwürfen, „beunruhigende" oder gar „gefährliche" Fragen gestellt zu haben, vorbeugen kann. Es geschieht leicht, daß Ärzte ihnen selbst harmlos erscheinende Fragen stellen, die dann Themen berühren, die die Eltern nicht in Gegenwart ihrer Kinder besprechen wollen. Deswegen ist es dringend erforderlich, den Eltern eine umfassende Kontrolle über das Gespräch zu übertragen. Nur auf diese Weise ist es möglich, ihre Autorität zu respektieren und ihr Vertrauen zu erhalten. Das Sich-Ankoppeln ist aber keine schnelle, abgeschlossene Aktivität, sondern ein fortlaufender Prozeß. Wenn der Arzt im Verlauf der Unterredung den Kontakt zu einem oder gar mehreren Familienmitgliedern verliert, wird das Gespräch sehr viel schwieriger, denn die Betroffenen verlieren das Interesse und ihre Aufmerksamkeit läßt nach, sobald sie sich unwichtig fühlen. Gerade wenn „heiße" Themen bei einem Familienmitglied auftauchen, ist die Versuchung für den Arzt groß, diesen nachzugehen und den Kontakt zu den anderen Personen zu vergessen. Das aber wäre falsch.

Ein guter Weg, um das Problem zu bestimmen und mit allen Familienmitgliedern in Kontakt zu kommen, ist es, sie nach ihrer Ansicht zu ihrem Herkommen zu befragen:

> Was denkst Du, weshalb Ihr alle heute zu mir gekommen seid?
>
> Wie haben Mutti oder Vati erklärt, daß es notwendig ist, heute herzukommen?
>
> Wenn Du das nicht weißt, möchtest Du sie gerne mal fragen?" *(direkt an die Eltern:)* „Ist es in Ordnung, wenn Ihr Kind Sie danach fragt?"

Auf diese Weise können Familien zu einer direkten Kommunikation in Ihrer Praxis ermutigt werden. Es kommt dann häufig vor, daß Eltern eingreifen und anstelle ihrer Kinder antworten oder daß Geschwister einander unterbrechen. Solche Familieninteraktionen bieten die hilfreiche Möglichkeit, beobachten zu können, wie die Familienmitglieder miteinander reden, wie sie einander

unterstützen oder entwerten, wie Rollen verteilt werden, wer etwa Familiensprecher ist, und so weiter. Aber es kann nicht genügend betont werden, wie wichtig es ist, allen Mitgliedern die Möglichkeit zu geben, ihre Ansicht über den Grund ihres Kommens auszudrücken.

Nach dieser Eröffnungsrunde stehen Ärzte vor der Aufgabe, in der weiteren Gesprächsführung *reflexive Fragen* einzuführen: Wie sieht jedes Familienmitglied die Krankheit, welche Ideen haben sie bezüglich deren Ursachen, und wie beurteilen sie die Auswirkungen auf die einzelnen Mitglieder der Familie (siehe auch die Auflistung in Kapitel 2)? Es gilt dabei aber, noch weitere wichtige Aspekte zu berücksichtigen. Anstatt in einer Gruppe jedes Mitglied nach seiner eigenen Meinung zu einem Problem und dessen Auswirkungen zu befragen, ist es oft nützlicher, auf eine eher indirekte Weise zu fragen:

> Michael, was glaubst Du denn, wie Dein Vater über die Krankheit der Mutter denkt?

Diese Fragetechnik wird als *zirkulär* bezeichnet. Sie dient dazu, die Sichtweise einer dritten Person über die Beziehung zweier anderer zu erfragen. Sie hat durchaus auch provokative Seiten, da die beiden beschriebenen Personen, die ja anwesend sind, darauf irgendwie reagieren werden – entweder zustimmend oder kritisch. Selbst wenn diese Familienmitglieder ihre Reaktion in der Sitzung selbst nicht zum Ausdruck bringen, werden sie anschließend darüber reden, wie die einzelnen in Gegenwart eines Fremden (des Arztes) beschrieben wurden. Zirkuläre Fragen ermutigen Menschen dazu, sich in die Gedankenwelt anderer hineinzuversetzen, die darauf unweigerlich reagieren werden. Ein solches Gespräch kann schon einen therapeutischen Wert an sich haben, da es Menschen hilft, die Dinge unterschiedlich zu sehen und neue Verbindungen herzustellen.

Es macht unausgesprochene Meinungsverschiedenheiten und Konflikte offensichtlich und eröffnet erste Schritte zu Lösungen.

Der lösungsorientierte Ansatz

In weniger dramatischen Situationen, namentlich wenn es um die sprichwörtliche Zahnpastatube, den Abwasch, Geldfragen oder den Umgang mit der Schwiegermutter geht, kann ein lösungsorientierter Ansatz nützlich sein. Hier geben wir einige methodische Hinweise für eine lösungsorientierte Herangehensweise:

Wie bringe ich ein Paar dazu, sich auf ein spezifisches (möglichst kleines) Problem zu einigen?

Darf ich Sie mal bitten, sich gemeinsam ein kleineres Problem Ihres Lebens herauszusuchen, das Sie ändern wollen? Was könnte da hilfreich sein? Versuchen Sie doch einmal, darüber zu reden, was das sein könnte.

Wie bringe ich ein Paar dazu, sich auf ein gemeinsam gewünschtes Ziel zu einigen?

Würden Sie einander gegenseitig erzählen, wie Sie sich die Veränderung vorstellen?

Können Sie sich auf ein gemeinsames Ziel einigen?

Wie finde ich die Abläufe bis zum Auftreten des Problems heraus?

Wie läuft das üblicherweise bei Ihnen ab? Wer sagt oder tut was als erstes? Was geschieht danach? Was machen Sie dann?

Welche Lösungsmöglichkeiten wurden schon probiert?

Angenommen, es läuft so ab, wie Sie es gerade beschrieben haben, was haben Sie bereits in der Vergangenheit unternommen, um eine Eskalation zu vermeiden? Könnten Sie darüber miteinander ins Gespräch kommen?

Wie suche ich nach alternativen Lösungen?

Was könnten Sie in einer solchen Situation noch/anders machen?

Wie können Vor- und Nachteile neuer Lösungen abgewogen werden?

Könnten Sie bitte miteinander besprechen, welche Vor- und welche Nachteile die von Ihnen besprochenen Lösungsmöglichkeiten haben?

Wie können bestimmte Lösungen ausgewählt werden?

Ich möchte Sie gerne bitten, sich gemeinsam auf eine der verschiedenen Lösungsmöglichkeiten zu einigen. Für welche möchten Sie sich letztlich entscheiden?

Wie können konkrete Umsetzungspläne entwickelt werden?

> Wann und wie wollen Sie diese Pläne in die Tat umsetzen? Was werden dazu Ihre ersten Schritte sein?

Wie können die Konsequenzen der Umsetzung bedacht werden, und wie können Überprüfungs-möglichkeiten besprochen werden?

> Ich bin beeindruckt, wie gut Sie sich letzt-lich doch einigen konnten. Wenn Sie das jetzt so machen, wie besprochen, was wird dann wohl als nächstes geschehen? Wie werden Sie damit zurecht kommen? Was wollen Sie machen, wenn es nicht klappt? Was können Sie beide tun, wenn dieser Fall eintritt?

Dieser lösungsorientierte Ansatz kann in vielen unterschiedlichen Situationen eingesetzt werden und bewährt sich besonders als Einstieg.

Familienprobleme inszenieren

Zwei oder mehr Personen dazu zu bringen, ihr Problem zu inszenieren, hat sich bewährt, um familiäre Interaktionen beobachten zu können und einen Eindruck von etwaigen problematischen Verhaltensweisen zu gewinnen. Solche Inszenierungen können gezielt in Gang gesetzt werden, indem Ärzte direkt darum bitten, die Schwierigkeiten „in vivo" vorzuführen.

Vorschläge zur Inszenierung von Problemverhalten:

> Können Sie mir mal zeigen, was Sie tun oder sagen müssen, damit Ihr Sohn Michael diese Wutanfälle bekommt, mit denen Sie so schlecht umgehen können? Wie müßten Sie sich hier und jetzt verhalten, damit es dazu kommt?
>
> Denken Sie beide doch mal darüber nach, welche Themen Sie anschneiden müssen ... Geld, Sex, Kinder, Schwiegereltern, Freizeit ..., und wie Sie diese formulieren müssen, damit Ihr Partner so richtig hochgeht.

Es ist immer wieder beeindruckend, festzustellen, wie gut die Menschen die „Knöpfe" kennen, die sie bei Ihren Familienmitgliedern drücken können, auch wenn sie behaupten, „keine Kontrolle über das alles" zu haben. Sich darüber klar zu werden, wie man Dinge machen kann, ist der erste Schritt dazu, sich klar zu werden, was man machen muß, damit diese Dinge *nicht* passieren! Solche Inszenierungen können durchaus auch heftiger werden, und Ärzte haben im Sinne eines eindeutigen Ergebnisses auch die Möglichkeit, sie noch weiter anzuheizen:

> Ich glaube, Ihr Sohn wird bei diesem Spiel gewinnen. Wollen Sie es weiter dulden, daß er Sie beleidigt oder nach Ihnen wirft? Wie könnten Sie ihm zeigen, wer hier der Chef ist? Versuchen Sie doch mal etwas anderes. Ich schaue mir das mal an.

Eine solche Vorgehensweise erfordert jedoch das Vertrauen des Arztes, daß die Eltern am Ende ihre Ressourcen mobilisieren können, wenn man sie dazu ermutigt. Sie können sich dann ruhig immer wieder an ihn wenden: *„Was soll ich denn jetzt machen?"* Wenn Ratschläge nichts bringen, gilt es, sie dazu zu bringen, miteinander darüber ins Gespräch zu kommen, wie sie jetzt gemeinsam diese „Krise" bewältigen wollen. Es wird dann meist schnell deutlich, daß sie Meinungsverschiedenheiten über den richtigen Umgang haben. Meistens ist der eine „zu weich" und der andere „zu streng". Es gilt dann, dies deutlich anzusprechen:

> Was erwarten Sie von Ihrem Kind, wenn es hier eine doppelte oder gar gegensätzliche Botschaft zu hören bekommt? Die Mutter sagt das eine, und der Vater das andere – jedes für sich ist ja durchaus sinnvoll, aber kann es nicht sein, daß beide Botschaften gleichzeitig verwirren? Vielleicht ist Ihr Partner gerade deswegen so streng, weil Sie so weich sind, oder Sie sind so weich, weil er eher der Strengere ist. Könnten Sie sich hier und jetzt vielleicht zuerst darüber verständigen, wie Sie gemeinsam vorgehen wollen, damit Ihr Kind nicht mehr so durcheinander kommt?

Diese Intervention ist meistens sehr effektiv. Nachdem der Arzt die Familie dazu gebracht hat, ihr Problem im Sprechzimmer zu inszenieren, kann er aufgrund seiner eigenen Beobachtungen mit den Eltern über die Wirkung ihres Verhaltens ins Gespräch kommen. Er kann dann eine Interpretation anbieten (in diesem Fall das Komplementäre ihres Verhaltens) und zeigen, daß die „weiche" Haltung der Mutter vielleicht nur eine Reaktion auf die (wirklich oder scheinbar) zu harte Haltung des Vaters sein könnte, und schauen, ob es für die Eltern einen Sinn macht. Am Ende kann er sie dann ermutigen, ihr Verhalten zu verändern und als Paar zu einer neuen gemeinsamen Lösung zu kommen.

Solche Inszenierungen sind im allgemeinen für Familien und Ärzte sehr nachhaltige Erfahrungen, die auch nach dem Arztbesuch haften bleiben. Wenn eine vergleichbare Situation dann das nächste Mal daheim auftritt, werden sich Eltern wie Kinder daran erinnern, wie die Situation im Sprechzimmer ihres Arztes gewesen ist, und sie können auf diesen „Erfahrungsschatz" aufbauen.

Voraus schauen und ausprobieren

Nachdem eine erfolgreiche Inszenierung gelungen ist und neue Lösungen für ein umschriebenes Problem gefunden wurden, steht für den Arzt der nächste Schritt an: Wie kann der Familie geholfen werden, sich vergleichbare Situationen vorzustellen und mögliche Umgangsweisen auszuprobieren? Familien könnten dazu folgendes gefragt werden:

> Was werden Sie tun, wenn diese Situation das nächste Mal auftritt? Wer wird dann was machen?
>
> Was glauben Sie, wann das nächste Mal sein wird? Heute noch, oder morgen? Zu welcher Zeit? Was werden Sie, Frau W., dann machen, und was Sie, Herr W.?
>
> Wäre es hilfreich für Sie, wenn ich Ihnen eine Krise verordnen würde, so daß Sie die Möglichkeit hätten, das, was sie heute geübt haben, auch in die Praxis umzusetzen? Nein, Sie brauchen das nicht ... Dann werden Sie sicher genügend eigene Möglichkeiten finden, anhand der üblichen Krisen des Alltags neue Lösungen auszuprobieren.

Die meisten Patienten können mit einer beeindruckenden Sicherheit die Details spezifischer Krisen vorhersagen. Es kann sehr hilfreich sein, diese Details erst einmal in einer hypothetischen Situation mit den Patienten durchzuspielen, besonders wenn es in diesem Prozeß zu neuen Wegen der Vorausschau und der Vorbeugung kommt. So kann der Arzt fragen:

> Also, wenn es wieder dazu kommt, was könnten Sie anders machen? Wie wird C. darauf reagieren? Möchten Sie das so? Was müßten Sie denn anders machen, damit es erst gar nicht dazu kommt?
>
> Angenommen, Sie und T. sind in einer solchen Situation ... Sie wissen, es kann jeden Moment zur Explosion kommen ... was werden Sie anders machen?

Mögliche Krisensituationen können auf diese Weise vorausgesehen und neue Lösungsstrategien geprobt werden. Der Arzt könnte auch in einigen Situationen die Rolle eines Teilnehmers übernehmen (quasi als *advocatus diaboli*) und die Familie etwa dazu provozieren, mit neuen Umgangsweisen zu experimentieren:

> Was wollen Sie machen, wenn sie wieder wütend wird und schreit: „Du hilfst mir nie"?
>
> Was machen Sie, wenn er sich wieder zurückzieht und vor sich hinbrummt: „Keiner mag mich"?

Hausaufgaben für Familien

Familien dazu aufzufordern, daheim mit (vorhersehbaren) Krisen zu experimentieren, ist ja so etwas wie das Stellen von Haus-

aufgaben. Besonders hilfreich ist das dann, wenn es sich ganz natürlich aus einer Familienberatung ergibt, da in diesem Fall die Aufgabenlösung von den Erfahrungen in der Praxis profitieren kann. Solche Erfahrung in den Alltag zu übertragen hat einen generalisierenden Effekt. So kommen Familien dazu, über spezifische Bereiche ihres Lebens nachzudenken und auch nach der Beratung mit veränderten Verhaltensweisen zu experimentieren. Dies bedeutet aber, daß eine Therapie nicht einfach vom Arzt verordnet wird, sondern daß die Familie selbst die Verantwortung für Heilungsprozesse übernehmen muß, indem sie eigenes zwischen den Sitzungen erledigt. Um das zu erreichen, können gemeinsam Aufgaben besprochen werden, die sich direkt auf das vorgestellte Problem beziehen und deren Bewältigung zu einer Linderung oder Verringerung der vorgestellten Symptome führt.

Eine derartige Aufgabe ist es, die Eltern oder eine ganze Familie zu bitten, in der Zukunft problematisches und symptomatisches Verhalten zu protokollieren:

> Ich möchte Ihnen einen Vorschlag machen. Was halten Sie davon, ein Tagebuch anzulegen und Ihre Beobachtungen zu Frau U.s Depressionen darin zu protokollieren, vielleicht für eine oder zwei Wochen? Halten Sie doch mal fest, wann und wie oft diese Depressionen auftreten, wer dann gerade an- oder abwesend ist, wie diese Menschen darauf reagieren und welchen Effekt das wiederum hat ..."

Eine Variation dieses Vorschlags ist die, jeden Partner oder jedes Familienmitglied zu bitten, ein solches Tagebuch zu führen und die Beobachtungen nach einer vereinbarten Zeit zu vergleichen. Dies wäre dann auch beim nächsten Treffen in der Praxis möglich. Es bringt alle Familienmitglieder in eine Beobachterrolle in bezug auf ihr eigenes

Familienleben. Da die Beobachter aber selbst Teil des Familiensystems sind, wird ihre Beobachtung und deren Beschreibung Einfluß auf das weitere Familienleben nehmen. Solche Prozesse bieten gutes Diskussionsmaterial für die nächsten Gesprächssitzungen.

Man kann auch maßgeschneiderte Aufgaben anbieten, die gut zu ganz bestimmten Beziehungsstrukturen passen. Ein nörgelnder Ehemann und seine Frau können beispielsweise dazu aufgefordert werden, einmal wöchentlich essen zu gehen. Konfliktvermeidende Paare kann man dazu auffordern, sich an bestimmten Tagen, nachdem die Kinder im Bett sind, ausgiebig zu streiten; ein abweisender und distanzierter Vater könnte aufgefordert werden, regelmäßig mit seinem Sohn Aktivitäten zu unternehmen, die beiden Spaß machen ... und so weiter. Der Sinn solcher Aufgaben liegt darin, Familien die Erfahrung zu vermitteln, wie es sich anfühlt, wenn man Veränderungen im Leben einführt, und damit zu experimentieren, welche Veränderungen passen und welche nicht. Deswegen sollten die Vorgaben auch nicht zu detailliert sein. Die Ziele sind klar zu benennen, aber es sollte ganz der Familie überlassen werden, den für sie angemessenen Weg dahin herauszufinden. So läßt sich eine solche Hausaufgabe einleiten:

> Vielleicht möchten Sie einen festen Termin ausmachen, beispielsweise sonntags nach dem Essen, an dem Sie alle miteinander darüber ins Gespräch kommen, wie Sie sich in der Familie fühlen? Jeder redet nur fünf Minuten und nicht länger. Es sollte niemandem erlaubt sein, unmittelbar zu antworten, sondern Sie sollten alle der Reihe nach drankommen. Wenn jeder gesprochen hat, sollten Sie alle fünf Minuten schweigen und über das Gesagte nachdenken. Erst danach können die einzelnen Familienmitglieder sich äußern oder aufstehen. Es ist nur ein Vorschlag; Sie kön-

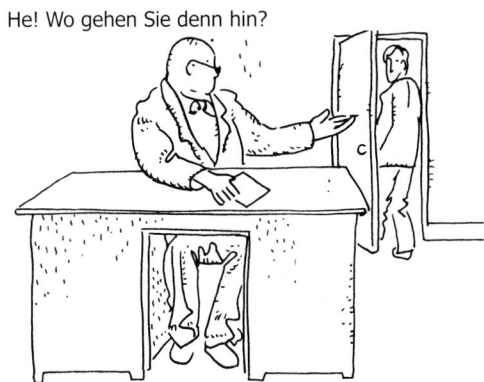

Das geht nur mich und die Autoren etwas an.

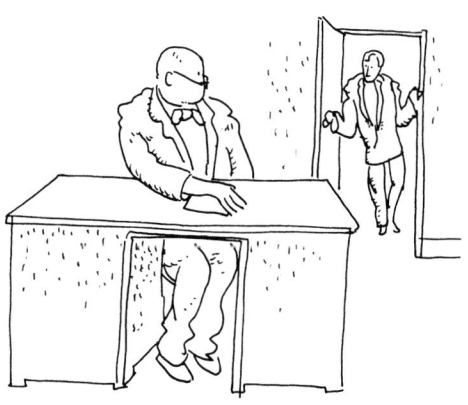

Das können Sie doch nicht machen! Ich brauche Sie doch. Wie können wir so ein Gespräch führen? Ohne Sie bin ich hier überflüssig. Was soll hier ein Dr. Contra ohne einen Dr. Pro? Das können Sie mir doch nicht antun! Da kann ich mich ja gleich umbringen! Vielleicht finde ich ja auch einen anderen Partner. Aber wie soll ich jemanden finden, der mir so energisch widerspricht wie Sie?

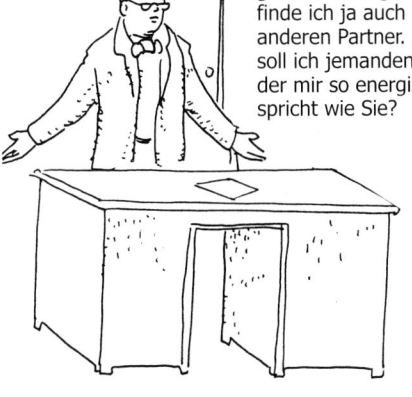

> nen ja mal darüber nachdenken, ob das etwas für Sie wäre. Es liegt ganz bei Ihnen. Ich werde Sie nicht danach beurteilen, ob Sie diesen Vorschlag annehmen oder nicht.

Wie jeder aus seinem eigenen Leben weiß, fallen einem Veränderungen nicht leicht. Wenn man Familien dazu ermutigt, auch kleine Veränderungen in ihrem Leben einzuführen, eröffnet man ihnen die Möglichkeit, zu erfahren, daß selbst gesetzte Ziele erreichbar sein können, und gibt ihnen das Gefühl, daß Veränderungen lohnend sind. Um Erfolge erzielen zu können, ist es erforderlich, die Ziele klein und präzise genug zu halten.

Eine Aufgabe, die sehr sorgfältig einzusetzen ist, besonders in recht verstricken Familien oder in Familien mit Jugendlichen und jungen Eltern, ist das „geplante Verschwinden". Der Sinn dieser Intervention, insbesondere bei klammernden Teenagern oder ebenso klammernden Eltern, ist es, Lebensbereiche des Privaten einzuführen, die nur bestimmte Personen etwas angehen, aber nicht die gesamte Familie. Der Arzt beginnt etwa so:

> Ich möchte Ihnen etwas vorschlagen, was Ihnen möglicherweise sehr schwierig vorkommen wird, aber ich kann es Ihnen nur sagen, wenn Sie darüber auch schweigen können ... Ja? ... Also: Einmal pro Woche, an unterschiedlichen Tagen, sollten Sie einfach verschwinden, zwischen 6 und 7 Uhr abends. Sie sollten nur eine Notiz auf dem Küchentisch hinterlassen: „Wir sind ausgegangen und kommen spät zurück." Und dann sollten Sie nicht vor 11 Uhr abends zurückkehren. Es ist ganz wichtig, daß Sie nicht mitteilen, wo Sie waren, und auch allen bohrenden Fragen Ihrer Kinder standhalten. Sagen Sie einfach: „Das ist unsere eigene Angelegenheit" oder: „Das geht nur uns etwas an". Es muß ein Geheimnis bleiben!

Eltern werden sich über dieses Vorgehen wundern, aber man kann ihnen versichern, daß es der ganzen Familie nützt. Denn heranwachsende Kinder können auf diese Weise lernen, daß Eltern ein Recht haben, ein eigenes, von den Kindern unabhängiges Leben zu leben, ein Recht, das die Kinder auch für sich selbst einfordern können, solange sie verantwortungsvoll damit umgehen. Solche Prozesse helfen Familien, sich mit den Phasen des familiären Lebenszyklus (Kap. 4) auseinanderzusetzen. Es gibt sicher Eltern, die diesbezüglich sehr zögerlich sind und das Gefühl haben, ihre Kinder zu hintergehen. In solchen Fällen ist es nötig, ihnen zu versichern, daß es hier nicht um Täuschungen geht, sondern um die Einführung von Privatheit, Eigenständigkeit und Abgegrenztheit. Es geht also um die Einführung von Bereichen, die zum Erwachsenenleben dazugehören. Selbst in Fällen, in denen Eltern sich zu solchen Schritten nicht in der Lage fühlen, ist die Diskussion darüber, warum und warum nicht, hilfreich für alle Beteiligten. Wir möchten an dieser Stelle ausdrücklich darauf hinweisen, daß diese, wie auch alle anderen von uns vorgeschlagenen Vorgehensweisen nur dann eingesetzt werden sollten, wenn Sie sich als Arzt gut und sicher in Ihrer Situation fühlen oder den Eindruck haben, anderenfalls nicht weiter zu kommen. Falls Sie sich nicht sicher fühlen, sollten Sie sich vorsichtig und zurückhaltend an neue Methoden herantasten, um langsam mehr Routine und Zuversicht zu entwickeln.

Indirektes Hinterfragen

Hausärzte können es sich im allgemeinen nicht erlauben, sich mit einem Patienten auf Kosten anderer Familienmitglieder „zu verbünden". Am nächsten Tag können der Partner oder die Oma wegen ganz anderer Anliegen erscheinen, und es erleichtert künftige Konsultationen nicht gerade, wenn man sich zuvor einen Ruf als „offensichtlich unfair" erworben hat. Trotzdem ist es gelegentlich wichtig, die Annahmen und Verhaltensweisen einzelner Personen auch einmal zu hinterfragen. Anstelle einer konfrontierenden Anrede können indirektere Ansätze, die die relevanten Themen in Frageform ansprechen, viel hilfreicher sein.

Solch indirektes Hinterfragen kann beispielsweise in Form von **„Geschichten über andere Patienten"** angebracht werden. Es können erfundene oder auch konkrete Geschichten sein, solange die Schweigepflicht gewahrt bleibt. Auf diese Weise können „ähnliche" Fälle als Beispiele genannt werden, die den Patienten ermöglichen, sich mit den Konsequenzen von Veränderung und Nichtveränderung zu beschäftigen.

> Vor einigen Jahren sah ich mal einen dreijährigen Jungen, den seine Eltern als „nicht kontrollierbar" bezeichneten. Sie gaben an, daß sie ihn nie disziplinierten, und sie glaubten, daß er da herauswachsen würde. Hilfe wollten sie zu dieser Zeit nicht. Im Alter von sechs Jahren hatte er sich zu einem routinierten Lügner entwickelt, der in der Schule andere Kinder schikanierte. Beim Klauen wurde er mit neun Jahren zum ersten Mal erwischt, und mit elf stach er erstmals mit einem Messer auf seine Mutter ein. Als er sechzehn war, hatte er bereits 10 Monate in einem geschlossenen Heim verbracht. ... Diese Eltern hatten wohl zu lange gewartet ... sicher war das ein ganz anderer Fall, und Ihr Junge ist ja auch erst drei ...

Ein anderer Weg, angstauslösende Informationen einzuführen, wäre es, **sich von sich selbst** etwas zu distanzieren:

> Wenn ich ein schlechter Arzt wäre, würde ich jetzt sagen: ...*(und dann kommt etwas wirklich Hartes)*

Darauf zu beharren, daß die Beteiligten wirklich **bei einem Thema bleiben**, ist eine weitere Möglichkeit des indirekten Hinterfragens. Häufig kann man eine Neigung von Paaren oder Familien beobachten, von einem Thema zum anderen zu springen und unfähig zu sein, bei einer konkreten Sache zu bleiben, bis ein Kompromiß gefunden wurde. Menschen dazu anzuleiten, bei konkreten Details zu bleiben, macht ihnen ihre Neigung, „heiße Themen" durch Vermeidung zu umgehen, bewußt.

> Können wir noch einmal zu unserem vorherigen Thema zurückkommen? ... Ich verstehe, daß auch die anderen Dinge sehr wichtig sind, aber wenn es Ihnen nicht gelingt, eine Sache, wie klein sie auch sein mag, zu lösen, scheint es mir sehr unwahrscheinlich, daß Sie mit den anderen sehr viel weiter kommen. Aber vielleicht muß das ja auch nicht sein.

Es gibt viele unterschiedliche Arten, wie man **unproduktive Kommunikation** unterbrechen und beenden kann; eine der nützlichsten ist es, das, was sich vor den eigenen Augen abspielt, einfach zu beschreiben:

> Ich sehe, daß Sie zu diesem Thema so (oder so) miteinander umgehen. Liegt das an mir, oder kommt es daheim auch in dieser Weise vor? Möchten Sie das so haben?

Zusammenfassen und Botschaften mitgeben

Viele Ärzte beenden eine Konsultation gern mit einer Zusammenfassung, die sie mit einer Botschaft verbinden:

> Daß Sie alle zusammen hergekommen sind, zeigt, Sie alle wollen eine Veränderung oder Hilfe. Ich finde das mutig und gut.

Viele Familien fühlen sich durch Professionelle im Gesundheits-, Sozial- oder Schulbereich kritisiert, und viele Eltern können gar nicht anders, als sich gegenseitig für die Probleme ihrer Kinder verantwortlich zu machen. Deswegen ist es gerade auch für Ärzte von besonderer Bedeutung, immer wieder auf die Stärken und Ressourcen der Familie und jedes einzelnen Mitglieds zu verweisen. Sie können den Familien für ihr Kommen und für andere Bemühungen danken und hervorheben, daß sie es ihnen überlassen, ob und, wenn ja, wie sie den vorgeschlagenen Aufgaben nachkommen wollen. Es hat sich auch bewährt, Familien ausdrücklich danach zu fragen, ob sie einen weiteren Termin haben wollen. Oft gibt es darüber zwischen den Familienmitgliedern noch keine Übereinstimmung, und es ergibt sich auf diese Weise eine neue Möglichkeit, die Familieninteraktionen in vivo zu beobachten – beispielsweise daraufhin, wie Entscheidungen zustande kommen und wer das letzte Wort hat. Bei Zeitdruck könnte man die Familie auch darum bitten, anzurufen, wenn eine Entscheidung gefällt wurde.

Paradoxe Interventionen

Es kommt vor, daß Patienten und ihre Familien sich in Situationen befinden, die sie als unangenehm oder belastend erleben. Aber selbst wenn der „gesunde Menschenverstand" den Wunsch nach Veränderung in einer derart mißlichen Lage nahelegen sollte, scheinen es einige Menschen paradoxerweise doch vorzuziehen, sich lieber weiterhin „schlecht" zu fühlen, als sich von offensichtlichem Streß zu befreien, insbesondere dann, wenn mögliche Alternativen noch bedrohlicher erscheinen. So kann es beispielsweise bequemer erscheinen, seine Sorgen regelmäßig in Alkohol zu ertränken, als sich ihnen zu stellen. Ja, sogar Partner können mit exzessivem Trinken „kolludieren", da dies durchaus zu ihren eigenen Lebenskonzepten passen kann. Alkohol wird in solchen Fällen geradezu wie eine „Medizin" eingenommen, um Schwierigkeiten vorzubeugen. Die Vorstellung von Veränderung und der mit ihr verbundenen Konfrontation, Trennung oder Einsamkeit ist einfach zu schmerzhaft. Dies erklärt auch, warum auf alle Versuche, die mit dem Alkohol zusammenhängenden Verhaltensweisen zu hinterfragen oder gar zu ändern, mit solch starkem Widerstand reagiert wird.

In Fällen, in denen Patienten von einem Symptom befreit werden wollen, aber gleichzeitig allen therapeutischen Bemühungen widerstehen, können zur Befreiung aus einer derartigen paradoxen Situation „**Gegenparadoxe**" eingesetzt werden. Die Patienten werden auf diese Weise in eine „**Doppelbindung**" gebracht: Sie können der Behandlung nur widerstehen, wenn sie das Symptom aufgeben; oder, anders herum, sie können das Symptom nur behalten, indem sie den Widerstand gegen die Behandlung aufgeben (was bedeutet, daß sie sich auf die therapeutischen Bemühungen ihres Arztes einlassen). Paradoxe Interventionen beleuchten das symptomatische Verhalten auf eine positive Weise und ermutigen den Patienten oder seine Familie dazu, mit dem Problem und dem dazugehörigen Verhalten fortzufahren, und verschreiben es geradezu:

Zum Wohl der Familie scheint es ja gut zu sein, wenn Sie so weitermachen.

Solange Sie nichts Besseres finden, um miteinander klar zu kommen, scheint dies wohl das einzige zu sein, was Sie tun können.

Dies schafft eine Doppelbindung: Der Patient oder die Familie können nur dann „gewinnen" (oder den Arzt überlisten), wenn sie dem Rat, nichts zu verändern, gerade nicht folgen; um dies zu erreichen, muß aber das Symptom aufgegeben werden. Wenn sie aber dem Rat folgen, mehr desselben zu tun, dann machen die Patienten zumindest die Erfahrung, daß sie durch eigene Anstrengung einen Einfluß auf das Symptom nehmen können, auch wenn es im Sinne einer Zunahme ist. Dies können erste Schritte in Richtung auf mehr (Selbst-)Kontrolle sein.

Verschiedene Typen von Paradoxien

Mit Paradoxien sollte man äußerst behutsam umgehen und sie allenfalls als letztes Mittel einsetzen, wenn Patienten sich allen Versuchen ihres Arztes, zu helfen, verweigern.

Paradoxien sollten ausdrücklich nicht eingesetzt werden bei:
- Gewalttätigkeiten
- Mißbrauch
- parasuizidalem Reden oder Verhalten
- Tod

- normaler Trauer
- unerwünschten Schwangerschaften

Vor allem sollte darauf geachtet werden, daß der Arzt sich sicher damit fühlt und keinesfalls bei den Patienten der Eindruck entsteht, sich könnten sich lächerlich machen. Hier einige Anregungen:

a) Symptomverschreibungen

Ich kann verstehen, daß Sie wegen der Probleme Ihres Familienmitglieds hergekommen sind und daß Sie alle darunter leiden. Es ist mir klar, daß Sie sich wünschen, dieses Problem so rasch wie möglich loszuwerden. So wünschenswert das auch auf den ersten Blick sein mag, so liegen auch Gefahren darin, so etwas zu schnell zu verändern, da dadurch das Familiengleichgewicht gestört werden kann. Ich möchte Ihnen deswegen vorschlagen, vorerst einmal damit weiterzumachen, bis Sie alle das Gefühl haben, daß Sie auch ohne das Problem leben können.

Manchmal ist es sinnvoll, die Verschreibung des Symptoms mit konkreten praktischen Aufgaben zu kombinieren. Bei Paaren, die sich in endlose Auseinandersetzungen verstrickt haben, bei denen keiner aufgeben kann, können Ärzte beispielsweise die folgende „Empfehlung" geben:

Mir scheint, daß diese Streitigkeiten schon über eine lange Zeit laufen und so zu einem Teil Ihres Lebens geworden sind. Ich erwarte nicht, daß Sie damit jetzt von heute auf morgen aufhören können; das würde mich sogar eher beunruhigen. Ich möchte Ihnen dagegen folgendes vorschlagen:
- daß Sie mir garantieren, unter keinen Umständen gewalttätig zu werden.
- daß Sie, sobald Sie merken, daß wieder

eine Auseinandersetzung ansteht, in ein anderes Zimmer oder ins Freie gehen.

■ daß Sie sich überlegen, was in solchen Situationen von einem Beobachter (wie mir) zu beobachten wäre.

■ daß Sie Ihre eigenen Beobachtungen nachträglich aufschreiben. Wenn Sie wollen, können Sie sie ja beim nächsten Mal mitbringen.

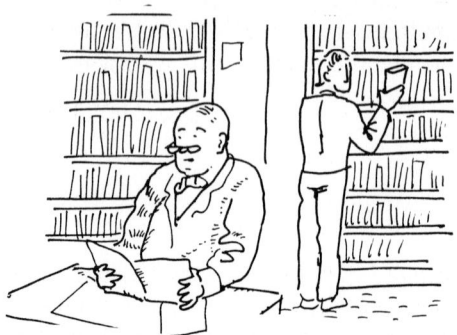

Ich wette, daß die Autoren auch dieses Kapitel mit Hausaufgaben abschließen werden.

Der Arzt fordert also nicht dazu auf, damit Schluß zu machen, sondern führt ein **ritualisiertes Umgehen** ein, welches die Selbst-Beobachtung fördert.

Ich glaube nicht. Das wäre zu einfach.

Aber ich mag es, wenn ich etwas zu tun habe zwischen unseren Treffen.

b) Bremsstrategien

Dies ist eine Methode, mit der Ärzte Patienten helfen können, indem sie ihnen raten, ihre oft seit Jahren vergeblichen Versuche, ihr Problem loszuwerden, zu reduzieren. Ein Verbesserung kann dann dadurch eintreten, daß der Patient sich bemüht, dem Arzt zu beweisen, daß er Unrecht hat. Der Arzt könnte in diesem Sinne sagen:

Wieso, fühlen Sie sich dann etwa besser?

Ja, ich bin geradezu verrückt nach Aufgaben.

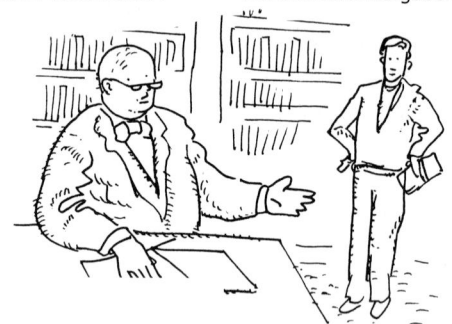

Ich halte eine Besserung für unwahrscheinlich; möglicherweise müssen Sie sich damit arrangieren.

Verändern Sie sich nicht zu schnell.

Veränderungen, sollten sie überhaupt möglich sein, kommen langsam und ganz von selbst. Sie liegen völlig außerhalb Ihrer Kontrolle.

Sie machen mir Sorgen. Aufgaben sollen Mittel zum Zweck sein, aber doch kein Selbstzweck. Wie wollen Sie ihre eigene Kreativität entfalten, wenn Sie nur den Anweisungen anderer folgen? Therapie hat doch etwas zu tun mit Spontaneität, Kreativität, Unvorhersehbarkeit ...

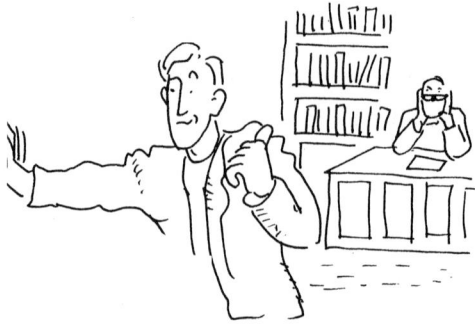

c) Positionierungstechniken

Hierbei akzeptiert der Arzt die Haltung des Patienten und übertreibt sie sogar ein wenig, beispielsweise, indem er seinen Pessimismus aufgreift:

Nanu, was ist denn mit dem los? Ausgerechnet er sagt das. Der redet ja, als hätte er ein religiöses Bekehrungserlebnis oder sowas gehabt. Na, lange wird das wohl nicht anhalten ...

Es ist hoffnungslos.

In diesen Fällen können Ärzte nicht weiterhelfen. Ich möchte Sie jedoch weiterhin sehen, um den Verlauf zu kontrollieren.

Die Wissenschaft zeigt, daß es dafür keine Heilung gibt.

Dies soll bestimmte Patienten oder Familienmitglieder dazu bringen, eine Gegenposition einzunehmen, indem sie den Arzt drängen, nicht aufzugeben, und indem sie kleine Veränderungen zeigen, die ihn ermutigen sollen, weiter an diesem Fall zu bleiben (den er dann immer noch zurückweisen kann, etwa mit den Worten: *„Das sind wohl vorhersehbare Schwankungen in einer sonst unveränderlichen Situation").* Der Arzt kann in solchen Fällen weitere Termine als Kontrollen und nicht als Behandlung definieren.

Zusammenfassung

Alle hier vorgestellten Techniken dienen letztlich dazu, den „Familientanz" zu verändern und das Familiengleichgewicht auszulenken. Sie sind Katalysatoren, um Menschen zu irritieren und aus dem Gleichgewicht zu bringen, was eine Voraussetzung dafür ist, daß sie neue Perspektiven überhaupt sehen und neue Wege gehen können. Nachhaltige Veränderungen geschehen dann überhaupt erst außerhalb des Sprechzimmers. Therapie ist nach unserem Verständnis eine Methode, die Menschen dazu befähigen soll, Veränderungen in ihrem Leben selbst einzuleiten. Einige der hier vorgestellten Methoden mögen Ihnen als Leser zu provokativ vorkommen, um den Status quo zu verändern. Wir möchten unsere oben genannte Warnung hier gerne noch einmal wiederholen und möchten deshalb empfehlen, daß Sie sich behutsam an diese Methoden herantasten und schrittweise größere Sicherheit in der Frage erwerben, ob und unter welchen Umständen Sie sie einsetzen möchten.

Tips für Leser

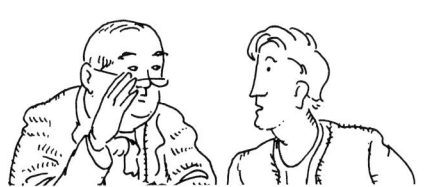

▦ Nehmen Sie sich hierzu eine eigene Hausaufgabe vor; aber setzen Sie sich nicht zu sehr unter Druck!

▦ Sie müssen sie auch nicht zu Ende bringen. Ja, Sie müssen nicht einmal anfangen!

▦ Machen Sie nichts, was Sie nicht auch wirklich wollen, außer Sie wollen uns Autoren beweisen, daß es sowieso nicht geht!

▦ Fangen Sie nicht mit dem nächsten Kapitel an, außer Sie wollen das auch wirklich!

9 Familienbezogen denken und handeln

Unter Ihnen wird es Leser geben, die dieses Kapitel schon lange erwarten, und andere, die so etwas wie Diagnostik und Intervention im Umgang mit Menschen grundsätzlich ablehnen. Einige sehnen sich nach formalisierten Diagnoseschemata, andere fühlen sich dadurch in ihrer Kreativität eingeschränkt.

Familiendiagnostik ganz PRAKTISCH

Diagnosen haben sich in der Medizin bewährt und können auch im Umgang mit Familien nützlich sein. Wie für jedes Vorgehen im Leben und im Beruf bewähren sich Systematisierungen, zu denen wir die Diagnosen zählen. Wir denken, daß wir Menschen (auch wir Ärzte) nicht ohne eine gedankliche Gruppenbildung (neudeutsch: Clusterbildung) auskommen. Auch im

Umgang mit Familien hat sich diese bewährt. Die Gedächtnishilfe **PRAKTISCH** möchten wir Ihnen als ein nützliches Hilfsmittel vorstellen, das sich für den klinischen Alltag anbietet. Es verlangt vom Arzt nicht, unüberschaubare Checklisten durchzugehen, sondern schult ihn darin, Probleme in einem Familienkontext zu sehen.

Akute Symptome nehmen Einfluß auf das Leben von Individuen und Familien. Ob und wann ein befriedigendes Leben erreicht werden kann – wie umfassend man dies auch definieren mag –, hängt von den **Bewältigungs-** (neudeutsch: **Coping-)Ressourcen** jedes einzelnen und der Familien ab.

Die einzelnen Coping-Dimensionen können dabei unter der folgenden Auflistung gesehen werden:

Problem	**P**
Rollen und Regeln	**R**
Affekte	**A**
Krankheit	**K**
Tabus	**T**
Interaktionen	**I**
Soziale Unterstützung	**S**
Z(C)yklus der Familie	**C**
Häusliches Umfeld	**H**

Da es eine ganze Reihe von unterschiedlichen Dimensionen des Familienlebens gibt, kann eine solche Familiendiagnostik recht umfangreich werden. Meistens wird nicht genügend Zeit sein, um alle Kategorien im einzelnen zu besprechen. Dies muß auch nicht immer sein, denn in vielen Fällen kann man auch schon von einer selektiven Diagnostik profitieren.

Fallbeispiel

Beispielsweise kann es in einer Familie mit einem Compliance-Problem bei Diabetes reichen, sich über R, T und I ausführlicher zu besprechen, also über die Flexibilität von Rollen und Regeln ebenso wie über die besprochenen und ansprechbaren Themen und über das Erleben der Krankheit. Letztlich heißt das, daß der Arzt sich im Detail kundig macht über die Vorbereitung und Durchführung der Mahlzeiten, außerdem darüber, wer das Kind beaufsichtigt, wer über welche Möglichkeiten verfügt, im Positiven oder Negativen auf die Compliance einzuwirken, usw. Es heißt weiterhin, daß sich der Arzt kundig macht, wie die einzelnen Familienmitglieder über die Möglichkeit denken, den Krankheitsverlauf durch eine Diät zu beeinflussen. Die Komponenten A, T, C und H können dabei weniger wichtig sein, auch wenn sie natürlich ebenfalls eine Rolle spielen.

Unser **PRAKTISCH-Manual** ist vor allem ein Diagnose-Hilfsmittel, aber sein Einsatz ist an sich schon eine Intervention. Wie in anderen Bereichen der Medizin ist es nicht immer leicht, zu unterscheiden, wo die Diagnose aufhört und die Behandlung beginnt. Das Stellen ganz simpler Fragen kann schon eine Intervention an sich sein, weil es den Patienten dazu veranlassen kann, seine bisherigen Annahmen in einem neuen Licht zu sehen, und so zu Veränderungen führen kann. „Der Arzt als Droge" kann also auch in diesem Sinne ein mit Vorsicht einzusetzendes Mittel sein. Obwohl uns klar ist, daß der Unterschied zwischen Diagnostik und Therapie häufig willkürlich ist, haben wir beide Dimensionen gesondert aufgelistet, um ihre unterschiedlichen Funktionen anschaulicher zu machen.

P = Problem

Das vorgestellte Problem kann sein:
- die Krankheit selbst
- deren Folgen: stationäre Einweisung, Behinderung, Diäten, etc.
- deren Konsequenzen für andere Familienmitglieder: Ängste der Partner, Verhaltensauffälligkeiten der Kinder, etc.

Jede Familiendiagnostik sollte mit der Beschreibung der persönlichen Problemsicht jedes einzelnen Familienmitglieds beginnen. Ärzte fördern eine Familieninteraktion durch zirkuläre Fragen nach den Auswirkungen eines Problems für jede Einzelperson:

Fragen zur Problemdiagnostik

Wie wird das Problem von jedem einzelnen Familienmitglied gesehen?

Gibt es unter den Familienmitgliedern Übereinstimmung oder unterschiedliche Ansichten darüber, was ein Problem darstellt? Wann und von wem wurde das Problem zuerst bemerkt?

Was sind die unterschiedlichen Auswirkungen der Krankheit auf die einzelnen Familienmitglieder?

Welche unterschiedlichen Erwartungen und Erklärungen gibt es bei ihnen?

Hinweis: Verwenden Sie die reflexiven und zirkulären Fragen aus Kapitel 2, vor allem die problem- und symptomorientierten und die Hilfe-Fragen.

Tips für Interventionen

Hören Sie sich die Sorgen und Probleme der Familie aufmerksam an.

Heben Sie deren Auswirkungen für jedes Familienmitglied hervor.

Tips für Interventionen

Ermuntern Sie die Familie, darüber miteinander ins Gespräch zu kommen.

Leiten Sie die Familie dazu an, ihre eigenen Problemlösungsfähigkeiten zu nutzen und auszubauen.

Teilen Sie Ihre eigenen Eindrücke mit, beschreiben Sie die Prognose und erklären Sie die nächsten notwendigen diagnostischen und therapeutischen Schritte.

R = Rollen und Regeln

Eine Episode akuter oder chronischer Krankheit kann die bisherigen Rollen in einer Familie von einem auf den anderen Tag schlagartig umkehren. Beispielsweise können Väter, wenn Mütter ins Krankenhaus müssen, für sich selbst und andere ungeahnte Versorgungsaufgaben für Haushalt und Kinder übernehmen, etwas, das zu tun sie sich jahrelang geweigert haben. Ja, es kann sogar noch schlimmer kommen: In Fällen wirklich schwerer akuter Krankheiten kann das Gesundheitswesen (in Kombination mit dem Sozialwesen) wichtige familiäre Entscheidungsbefugnisse an sich ziehen, was nicht selten zu Konflikten mit den angestammten Elternrollen führt. Hospitalisierte Kinder müssen sich im Krankenhaus mit einem neuen „System" von Regeln arrangieren, die ganz erheblich von den ihnen von daheim bekannten abweichen können. Dies kann neben der Belastung durch die Krankheit zu zusätzlichem Streß führen. Es gibt auch Familien, die es schwierig finden, mit dem 24-Stunden-Service eines Krankenhauses mitzuhalten. Das kann dazu führen, daß beispielsweise ältere Patienten weit länger im Krankenhaus gelassen werden, als medizinisch angezeigt ist.
Während Ärzte in der Frühphase von Krankheiten fast immer eine wichtige und nützli-

Als Kind hatte ich einen imaginären Freund. Ich nannte ihn Alfred und habe den ganzen Tag mit ihm gesprochen. Manchmal fehlt er mir richtig.

Ich bitte Sie; Sie sind schließlich erwachsen. Jetzt können sie mit wirklichen Personen sprechen; mit mir zum Beispiel.

che Rolle spielen, kann ein zu lange dauernder Einfluß durchaus auch den gegenteiligen Effekt haben. Ein Überengagement des Arztes führt zu einer Überabhängigkeit, in der die Patienten sich gänzlich auf ihn verlassen und er zu so etwas wie einem Regulator oder „Homöostaten" für das Familienklima wird. Die nötige Aufmerksamkeit, es rechtzeitig zu bemerken, wenn man in die Rolle von „Dr. Homöostat" hineinzurutschen droht, kann Ärzten helfen, Patienten und Familien nicht mehr dafür zur Verfügung zu stehen. Es überrascht denn auch nicht weiter, daß in solchen Fällen nicht selten Verschlechterungen zu beobachten sind, die dann ein verstärktes Sich-Kümmern erforderlich zu machen scheinen. Ärzte sollten auch diese Möglichkeit in Erwägung ziehen und sie gegebenenfalls rechtzeitig bemerken. Interventionen aus dem Bereich der Paradoxien wie die folgende können in so einem Fall hilfreich sein:

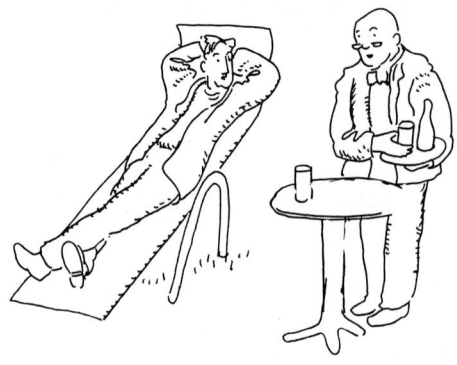

Was meinen Sie – wollen Sie mein imaginärer Freund werden?

Wie, ich? Mich gibt es doch wirklich!

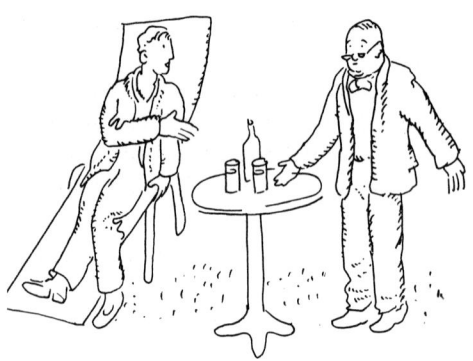

Aber könnten Sie sich nicht wenigstens vorstellen, mein Freund zu sein?

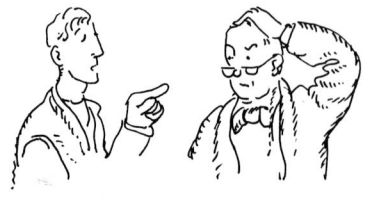

Ich habe immer stärker den Eindruck, daß ich Teil Ihres Familienlebens werde. Ich frage mich, ob das nicht einen ganz gegenteiligen Effekt für Sie hat: Könnte es nicht sein, daß Sie, je öfter wir uns treffen, immer mehr den Eindruck bekommen, Ihre Angelegenheiten nicht mehr alleine regeln zu können? Und je weniger Sie für sich selber klar kommen, um so häufiger kommen Sie her. Es kommt mir wie ein Teufelskreis vor. Ich sehe durchaus, wie schwierig Ihre Probleme sind, aber ich glaube, daß Sie immer überprüfen müssen, wie gut Sie wieder allein zurecht kommen. Melden Sie sich doch das nächste Mal erst, nachdem Sie einen Teil Ihres Problems bewältigt haben. Wir können dann einen neuen Termin ausmachen, bei dem wir besprechen können, in welchen Bereichen Sie erfolgreich waren und wo Sie noch Unterstützung brauchen. Ich glaube fast, ich sollte Sie nur noch dann in regelmäßigen Abständen sehen, wenn alles gut geht. Wenn Sie Krisen haben, wäre es vielleicht sogar besser, wenn ich mich nicht mehr einmische, um Ihre normale Krisenbewältigung nicht zu behindern.

Achtung: Eine ganze Reihe von Familien wird daran anschließend (mehr oder weniger freiwillig) ihren Arzt austesten, indem sie größere oder kleinere Krisen produzieren. Ärzte brauchen in so einem Fall gute Nerven, um der Versuchung zu widerstehen, einzugreifen!

Fragen zur Rollen- und Regeldiagnostik

Wie weist die Familie sich untereinander Rollen und Funktionen zu?

Wie werden Rollen(-beschränkungen) erlebt und antizipiert?

Wie sind die Machtstrukturen verteilt?

Wie einigen sich die Familienmitglieder darauf, in welcher Weise Veränderungen einzuführen sind?

Verleugnen oder überstrapazieren Patienten ihre Rollen als Kranke?

Welche Rollen nehmen Helfersysteme ein? Unterstützen oder hemmen sie Familien eher?

Hinweis: Die Familienkreis-Methode (Kap. 5) sowie die reflexiven und zirkulären Fragen (Kap. 2) haben sich hierzu bewährt. Auch das Zeichnen einer Beziehungskarte (Kap. 6) kann recht hilfreich sein.

Tips für Interventionen

Helfen Sie der Familie dabei, sich über Rollenwechsel infolge einer Krankheit auszutauschen.

Helfen Sie der Familie dabei, sich über die neue(n) Rolle(n) jedes einzelnen Familienmitglieds klar zu werden.

Tips für Interventionen

Helfen Sie der Familie dabei, sich über die interne Machtverteilung klarer zu werden.

Helfen Sie der Familie dabei, neue Rollen zu entwerfen.

Ermuntern Sie zu Helferkonferenzen mit der Familie, damit Rollen und Aufgaben neu verteilt werden können.

A = Affekte und Gefühle

Stereotype Sichtweisen über „sich zusammenreißende" Deutsche und über „ihren Gefühlen freien Lauf lassende" Südländer sind zwar weit verbreitet, aber wenig hilfreich, auch wenn durchaus kulturelle Unterschiede im Ausdruck von Affekten und Gefühlen zu beobachten sind. Sie sind aber weder in Dezibel noch in Millilitern oder Megabytes meßbar. In vielen Kulturen ist es üblich, daß akute Krankheiten in Ihren Anfangsstadien nicht in gleicher Weise wie bei uns erlebt werden, was uns dann als mehr oder weniger ausgeprägtes Verleugnungsverhalten erscheint. Später folgen in unterschiedlichen Dimensionen Angst, Hoffnung, Entsetzen oder auch Ablehnung des kranken Familienmitglieds. Um einen guten Kontakt herzustellen und zu erhalten, ist es wichtig für Ärzte, solche Abfolgen von unterschiedlichen Gefühlen zu beachten und zu akzeptieren. Dann können Familien über diese widersprüchlichen Gefühle auch (miteinander) sprechen.

Fragen zur Affektdiagnostik

Wie ist das in der Familie vorherrschende emotionale Klima?

Wer bestimmt über die (gezeigten) Gefühle?

Fragen zur Affektdiagnostik_____

Wer spricht am meisten, wer am wenigsten über Gefühle?

In welcher Weise können die einzelnen Familienmitglieder „positive" und „negative" Gefühle ausdrücken? Wann paßt das mehr, wann weniger?

Wie läuft der nonverbale Ausdruck in der Familie ab?

Hinweis: Ermutigen Sie zu einer Inszenierung (Kap.7) der mit einer schlimmen Krankheit oder einem Todesfall im Zusammenhang stehenden Gefühle.

Tips für Interventionen _____

Drücken Sie Patient und Familie Ihr Mitgefühl aus.

Schaffen Sie eine Atmosphäre, in der Tränen akzeptiert werden können.

Ermöglichen Sie den Ausdruck von Trauer.

Ermutigen Sie zum Austausch von Gefühlen.

Hinterfragen Sie Gefühle der Verleugnung (wie Wut, Hyperaktivität oder Verharmlosungen).

Beleuchten Sie familientypische Muster, wie mit Krankheit und Tod umgegangen wird.[5]

K = Krankheit und ihre Geschichte

Wie Familien Krankheit erleben, unterscheidet sich beträchtlich und ist abhängig von sozialen und kulturellen Werten, die wiederum Einfluß auf den Umgang mit Krankheit nehmen. Es gibt beispielsweise Eltern, die panikartig reagieren, wenn ihre Kinder nur die geringsten Zeichen von Unwohlsein zeigen, und die dann Katastrophenszenarien wie Meningitis oder andere fatale Krankheiten an die Wand malen. Die Bedeutungen, die Familien Krankheitssymptomen geben, sind also vom Arzt unter Berücksichtigung des Hintergrundes, von Persönlichkeit, Bildung und Kultur zu sehen.

Fragen zur Krankheitsbedeutungs-
diagnostik_____

Welche Annahmen und Ängste gibt es auf seiten des Patienten und seiner Familie über Krankheiten?

Wer (wenn überhaupt jemand) fühlt sich für die Krankheit verantwortlich?

Welche Vorstellungen bestehen über die Ausbreitung und Entstehung von (bestimmten) Krankheiten?

Welche Gesundheits- und Krankheitsmuster gab es in der vorherigen Generation?

Welche Erfahrungen hat die Familie mit unterschiedlichen Vertretern des Gesundheitswesens gemacht?

Hinweis: Gemeinsam ein Genogramm zu zeichnen (Kap. 3), kann dabei helfen, herauszufinden, wie die Herkunftsfamilien mit Krankheit und Gesundheit umgegangen sind. Bei kranken Kindern bewährt es sich auch, die Glaubenssysteme beider Eltern abzufragen.

Tips für Interventionen _____

Ermutigen Sie die Familienmitglieder dazu, offen über ihre Ängste und Hoffnungen bezogen auf die Krankheit zu sprechen.

Tips für Interventionen _____

Stellen Sie einen Rahmen zur Verfügung, in dem über bisherige Erfahrungen mit dem Tod und mit schweren, auch behindernden Krankheiten gesprochen werden kann.

Ermutigen Sie Patienten und Familien dazu, die unterschiedlichen Unterstützungssysteme im gesundheitlichen und sozialen Bereich besser zu nutzen.

T = Tabus

Alle Familien haben mehr oder weniger Themen, die als nicht besprechbar (tabu) gelten. In den meisten Fällen gehören dazu:

- ungeklärte Abstammungsfragen (Adoptionen oder uneheliche Geburten)
- Vergehen oder Verbrechen (auch politischer Art) von Familienmitgliedern
- traumatische Erfahrungen (Diskriminierungen, sexueller oder anderer Mißbrauch)
- Verschuldung
- unklare Erbschaften

Üblicherweise kursieren in den Familien Vorstellungen, daß ein offenes Besprechen dieser Themen zu emotionalen Belastungen der ganzen Familie oder einzelner Mitglieder führen werde, die nicht mehr beherrschbar erscheinen. Meistens handelt es sich nicht um Geheimnisse (Themen, die den anderen nicht bekannt sind), sondern um Tabus (Themen, von denen die meisten Familienmitglieder wissen, die sie aber nicht ansprechen wollen). Krankheiten können ein Zeichen dafür sein, daß Tabuthemen (durch neue Phasen im familiären Lebenszyklus) wieder „virulent" werden. Krankheiten können aber auch lange vermiedene Themen unvermeidlich erscheinen lassen. Ärzte sehen sich dann

nicht selten in der Situation, daß sie für sie verwirrende Informationen bekommen, da ein offenes Ansprechen als zu riskant erlebt wird. Sie sollten dann aufmerksam für nonverbale Signale sein und fähig sein, schwierige Themen behutsam anzusprechen. Gleichzeitig sollten sie ein Feingefühl dafür entwickeln, es den Patienten zu überlassen, den Zeitpunkt und die Art des Ansprechens schwieriger Themen selbst zu wählen.

Fragen zur Tabudiagnostik _____

Über welche Themen kann in der Familie offen gesprochen werden, über welche nicht?

Welche Familienmitglieder sind in der Vergangenheit besonderen Belastungen ausgesetzt gewesen und haben deswegen gute Gründe dafür, bestimmte Themen nicht anzusprechen?

Welche Familienmitglieder brauchen vom Hausarzt einen besonderen Vertrauensvorschuß, damit sie bereit sind, in seiner Gegenwart schwierige Themen zu besprechen?

Wie kann man sich als Arzt, als jemand, der mit den Dingen des Lebens vertraut ist, einführen?

Welche Zeitplanung ist erforderlich, um der Familie die Möglichkeit zu geben, in Ruhe zwischen den Terminen über die Implikationen ihres Verhaltens nachzudenken?

Hinweis: Geduld ist auch in diesen Fällen die „Mutter der Porzellankiste". Kapitel 7 beschreibt geeignete Vorgehensweisen im Detail. Genogramme (Kap. 3) und Familienkreise (Kap. 4) helfen auf schonende Weise, schwierige Themen aufzuspüren.

Tips für Interventionen _____

Ermutigen Sie Patienten und ihre Familien dazu, gemeinsam zu überlegen, welche Themen bei ihnen leicht und welche schwer zu besprechen sind.

Weisen Sie darauf hin, daß Tabus in Familien etwas ganz Normales sind und daß nicht die Existenz von Tabus ein Problem ist, sondern das Nicht-Umgehen-Können mit ihnen.

Laden Sie Teilgruppen ein, mit denen bestimmte Themen vorbesprochen werden können.

I = Interaktionen

Akute, erst recht aber chronische Krankheiten erfordern von den Betroffenen sowie von ihren Familien die Fähigkeit, Probleme anzugehen, zu bewältigen und (in Teilen) auch zu lösen. Das setzt voraus, daß die Beteiligten in der Lage sind, die relevanten Themen offen, direkt und respektvoll anzusprechen und zu benennen, so daß Kompromisse gefunden und Entscheidungen gefällt werden können.

Ärzte können dazu beitragen, herauszufinden, inwieweit das bereits geschieht, und gegebenenfalls bessere Interaktions- und Kommunikationsformen zu fördern. Klarheit im Ausdruck und im Umgang miteinander ist ebenfalls eine Voraussetzung für guten medizinischen Service – in der Praxis wie im Krankenhaus. Hausärzte können dazu beitragen – und auch ihre Kollegen im stationären Bereich dazu ermutigen –, die zur Verfügung stehenden Informationen so klar wie möglich zu übermitteln, und die Familien ihrerseits dazu auffordern, Fragen zu stellen, auf die die Betroffenen dann bestmögliche Antworten erhalten sollten.

Fragen zur Interaktionsdiagnostik _____

Wer spricht mit wem? Wer spricht für wen?

Wer, wenn überhaupt, ist die Vermittlungsstelle?

Wie direkt läuft die Kommunikation zwischen den Familienmitgliedern ab?

Wer unterbricht wen an welchen Punkten?

Welche „versteckten" Botschaften werden nonverbal vermittelt?

Wie kritisch und wie unterstützend verläuft die Interaktion?

Wann wird sie konfus und verwirrend?

Hinweis: Inszenierungen (Kap. 8) bringen die Probleme direkt ins Sprechzimmer (sofern man sie dort haben will) und ermöglichen lösungsorientierte Vorgehensweisen (Kap. 8).

Tips für Interventionen _____

Unterbrechen Sie „Verschwörungen des Schweigens", was Diagnosen betrifft.

Erleichtern Sie den Umgang mit „Unabgeschlossenem".

Sprechen Sie über Trauer und Verzweiflung.

Ermutigen Sie Familien dazu, aus der ihnen verbleibenden Zeit das Bestmögliche zu machen.

Hinterfragen Sie (versteckte) Koalitionen und Triaden.

S = Soziale Unterstützung

Akute ebenso wie chronische Krankheiten erfordern Pflege daheim oder sogar die Aufnahme ins Krankenhaus. Das Unterstützungsnetzwerk bestimmt letztlich, inwieweit Patienten in ihrer „natürlichen" Umgebung bleiben können. Die erweiterte Familie, Verwandte und Freunde können hier eine wichtige Rolle spielen, und Ärzte sollten aufmerksam dafür sein, ob familiäre Unterstützung in ausreichendem Maße vorhanden ist. Es ist hinlänglich erwiesen, daß soziale Bindungen und Unterstützungen zentrale Faktoren der Gesundheit und der Krankheitsbewältigung sind.

Fragen zur Diagnostik der sozialen Unterstützung

Kann die Familie Hilfe von außen akzeptieren, oder bevorzugt sie dafür den engsten Familienkreis?

Wer erlebt wen als hilfreich?

Welche Rolle spielen Verwandtschaft und Freundeskreis?

Welche weiteren Unterstützungssysteme könnten zur Verfügung stehen?

Was sind die Stärken der Familie? Auf welche Coping-Strategien kann man zurückgreifen?

Welche alternativen Unterstützungen könnten mobilisiert werden?

Hinweis: Ärzte sollten sich schrittweise kundig machen, welche sozialen Hilfseinrichtungen in ihrem Versorgungsgebiet Angebote machen.

Tips für Interventionen

Fördern Sie die Bereitschaft der Patienten, auch Hilfe von ihnen fern stehenden Personen anzunehmen.

Helfen Sie ihnen dabei, hilfreiche Personen in der Verwandtschaft und im Freundeskreis zu finden.

Unterstützen Sie sie dabei, gemeinsam darüber nachzudenken, welche konkreten Schritte getan werden müssen, um bestehende Ressourcen besser zu nutzen.

C = Zyklus der Familie

Krankheiten haben abhängig von der aktuellen Phase des familiären Lebenszyklus, während der sie auftreten, unterschiedliche Effekte für Familien. Zu bestimmten Zeiten treten Krankheiten eher auf als zu anderen. Junge Kinder neigen beispielsweise eher zu Infekten, wenn sie in den Kindergarten oder in die Schule kommen. Bei starkem Streß treten koronare Herzerkrankungen gehäuft auf, und schwerere Krankheiten betreffen gebrechliche Menschen eher als rüstige. Wenn sie den Zeitpunkt des Auftretens von Krankheiten beachten, hilft das Ärzten dabei, spezifische Krisen vorherzusehen und angemessener darauf zu reagieren.

Fragen zur Familienzyklus-Diagnostik

Welche familiären Veränderungen stehen an?

In welcher Weise beeinflussen Krankheiten die notwendigen Anpassungsprozesse an neue Lebensstadien?

Was ist bei einer Verbesserung, was bei einer Verschlechterung der Krankheit zu erwarten?

Hinweis: Reflexive und zirkuläre Fragen (Kap 2) sind hier hilfreich. Kapitel 4 behandelt die Charakteristika der einzelnen Stadien.

Tips für Interventionen _____

Helfen Sie der Familie, anstehende Veränderungen gemeinsam zu besprechen.

Stellen Sie alternative Szenarien zur Diskussion.

Führen Sie den Krisengedanken ein, um Familien dabei zu helfen, Probleme als typisch für bestimmte Lebensphasen und als vorübergehend zu verstehen.

H = Häusliches Umfeld

Das Umfeld, in dem Patienten und ihre Familien leben, ist ein wichtiger Faktor für Gesundheit und Genesung. Ob im Beruf oder arbeitslos, ob in guten oder schlechten Wohnverhältnissen, ob finanziell ausreichend abgesichert oder nicht, die Punkte Krankenversicherung, Bildung, religiöse Bindung, politische Haltung, sexuelle Orientierung, erst recht aber Einsamkeit und Einbindung in ein soziales Netzwerk – all diese Faktoren nehmen Einfluß auf den Verlauf von Krankheiten.

Fragen zur Umfelddiagnostik _____

Wie intensiv sind Patienten und Familien in örtliche Gemeinschaften eingebunden?

In welchen Bereichen bestehen starke Bindungen, in welchen fühlen sie sich isoliert?

Wie ist die finanzielle, wie die Arbeitssituation beschaffen?

Fragen zur Umfelddiagnostik _____

In welchen Wohnbedingungen und in welcher Nachbarschaft lebt die Familie?

Muß die Familie mit Diskriminierungen leben?

Welche Ressourcen gibt es im Gemeindebereich (z. B. Selbsthilfe- oder Kirchengemeindegruppen)?

Hinweis: Auch hier bewährt sich eine Vertrautheit des Arztes mit den sozialen Bedingungen seines Einzugsbereichs.

Tips für Interventionen _____

Drücken Sie Ihre Anerkennung zu den Bemühungen in der aktuellen Lebenssituation aus.

Geben Sie praktische Anregungen und Informationen.

Pflegen Sie den Kontakt mit den anderen gesundheitlichen und sozialen Diensten.

Mischen Sie sich in die Gesundheitspolitik ein.

Ein Hinweis zum Schluß

Familienbezogenes Denken ist letztlich systembezogenes Denken. Ein guter Familienarzt sieht deswegen den weiteren sozialen, kulturellen und politischen Kontext als wichtig für Gesundheit und Genesung von Patienten und Familien an. Zu diesen Themen „kurzsichtig" zu sein, bedeutet letztlich, zu riskieren, die Pathologie von Familien festzuschreiben, es kann zu Beschuldigungen und zur Verleugnung der krank machenden Seiten der Gesellschaft führen.

10 Familien in Krisen

Krankheit und Krisenberatung

Akut auftretende Krankheiten oder sogar Tod sind ausgesprochene Familiennotfälle, die jedes Familiensystem aus dem Gleichgewicht bringen. Um solche Krisen zu bewältigen, bedarf es spezieller Kenntnisse und Fertigkeiten.

Fallbeispiel

Herr F. erleidet seinen ersten völlig unerwarteten Herzinfarkt ohne irgendwelche Warnhinweise. Eine Zeit lang ist die ganze Familie destabilisiert. Seine Frau ist krank vor Sorge, ob er überleben wird, und kann den normalen Anforderungen ihres Haushalts nicht mehr gerecht werden. Zusätzlich macht sie sich Selbstvorwürfe, da sie den Infarkt mit einem Streit vor wenigen Tagen in Verbindung bringt. Ihre Tochter Melanie empfindet nicht nur Mitleid mit ihrem kranken Vater, sondern auch mit ihrer Mutter, die ganz offensichtlich damit nicht zurecht kommen kann. Die Mutter wiederum fühlt sich zu allem anderen noch schuldig, daß sie ihre Tochter nicht trösten kann. Dadurch ist der 19jährige Sohn Tobias mit seinen Sorgen um den Vater ganz allein.

Eine Verunsicherung durch eine vorübergehende Desorganisation des Familienlebens ist nichts Anormales, wenn man die Umstände bedenkt. In Krisensituationen kann es sein, daß die normalen, bisher immer ausreichenden Bewältigungsmechanismen nicht mehr ausreichen. Die unmittelbaren Reaktionen der Familie sind, neben anderem, davon abhängig, wie schwer und risikoreich sie die Krankheit einschätzt und wie zufrieden sie mit der Behandlung und mit anderer Unterstützung ist.

Fallbeispiel (Fortsetzung)

Nach kurzer Zeit tritt Tobias in Vaters Fußstapfen und wird „der Mann im Haus". Auch Mutter hat einige der Aufgaben übernommen, die ihr Mann zuvor erledigt hatte. Sie denkt sogar darüber nach, ob sie nicht eine Teilzeitarbeit annehmen soll. Melanie ist unabhängiger geworden und verbringt immer weniger Zeit daheim. Als der Vater nach sechs Wochen nach Hause entlassen wird, erkennt er seine Familie kaum noch wieder. Er fragt sich, wo hier noch ein Platz für ihn ist. Seine Frau sucht daraufhin den Hausarzt auf und meint, ihr Mann leide an einer Depression.

**Um mit Familienkrisen
gut umgehen zu können,
hat es sich bewährt,
darauf zu achten:**
- wieviel Zeit und Ressourcen zur Verfügung stehen
- welche Bewältigungsmöglichkeiten die Familie hat
- welche Wünsche und Erwartungen die Familie hat
- welche eigene Haltung man als Arzt dazu einnimmt

In der Praxis hat es sich als hilfreich erwiesen, sorgfältig zu beobachten, wie Familien damit umgehen, wenn ein Mitglied schwer erkrankt. Eine Einladung zu einem klärenden Gespräch könnte mit den folgenden Worten ausgesprochen werden:

> Für mich hat es sich bewährt, die ganze Familie zu sehen, wenn jemand ernstlich krank ist oder ins Krankenhaus muß. Wir können dann die Sorgen und die Ängste eines jeden von Ihnen leichter besprechen.

Umgang mit Krisen in Familien

Es gibt Situationen, in denen eine Beratung willkommen und auch ausdrücklich gewünscht ist. In anderen Fällen wird es reichen, wenn der Arzt ein Angebot macht und es dann der Familie überläßt, ob und wann sie es annehmen will oder nicht. Viele Familien haben ihre ganz eigenen Mechanismen, mit Krisen umzugehen, und wollen in solchen Situation einem (relativ) Fremden keinen Einblick gewähren. Andere sind dankbar für ein Hilfsangebot. Es gibt auch Krankheiten, die in besonderer Weise erfordern, einen Familienansatz zu wählen.

Während Herz-Kreislauf-Erkrankungen heute die häufigste Todesursache darstellen, löst Krebs die intensivsten Ängste aus. Bei dieser Diagnose, die jeden dritten von uns treffen kann, erleben die Familien Schock, Panik, Wut und eine über mehr oder weniger lange Zeiträume mögliche Verleugnung. Die ganze Energie der Familie richtet sich darauf, das Überleben des Patienten zu sichern, was für nahe Angehörige extrem kraftzehrend sein kann. In den Familien chronisch Kranker sind meistens auch noch stille, im Verborgenen Leidende zu finden. Traditionellerweise sind es meistens die Frauen und Mütter, die die Hauptlast und -verantwortung tragen. Typischerweise fühlen sie sich in dieser Situation von ihren Partnern oder anderen Familienmitgliedern im Stich gelassen. Meistens empfinden Familien es als sehr schwer, über diese Themen, besonders aber

über die damit verbundenen Ängste, Hilflosigkeit, Ärger, Enttäuschungen und Verwir-
rungen offen zu sprechen. Es gibt Familien,
die sich über solche Themen näher kommen,
aber auch andere, die daran zerbrechen. In
vielen Familien entsteht bei den gesunden
Mitgliedern, meistens den Geschwistern, das
Gefühl der Vernachlässigung, da die ganze
Sorge dem Kranken gilt.

In solchen Situationen sollte der Arzt sein:

- direkt
- informativ
- anteilnehmend

Das bedeutet in der Praxis:

- sein Wissen und seine Grenzen offen mitzuteilen
- die wichtigen Informationen der ganzen
  Familie und nicht nur einer Person mitzuteilen
- sich auf die Bedürfnisse jedes einzelnen
  Familienmitglieds einzustellen
- die in der Familie herrschenden Vorstellungen über Gesundheit abzuklären
- die in der Familie herrschenden Entschei-
  dungsprozesse zu beachten und nicht einfach Anweisungen zu geben
- emotionale Stützung anzubieten
- über Selbsthilfegruppen und über andere Unterstützungsmöglichkeiten aufzu-
  klären
- Zukunftsszenarien zu entwerfen

Zukunftsszenarien zu entwerfen ist eine
Interventionsmöglichkeit, mit der als über-
wältigend empfundene Situationen aktiv
angegangen werden können: Der Arzt übernimmt dabei die Rolle eines „Mitspielers",
wenn nicht gar die des „Regisseurs" in dem
sich entwickelnden Familiendrama und ver-
bleibt nicht in einer Zuschauerposition. Die
schwierigen Themen selbst mit Fragen einzuleiten, anstatt schlagfertige Antworten zu
geben, ist ein erster Schritt:

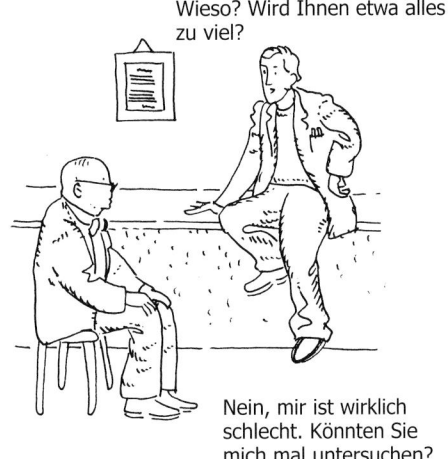

Wieso? Wird Ihnen etwa alles zu viel?

Nein, mir ist wirklich schlecht. Könnten Sie mich mal untersuchen?

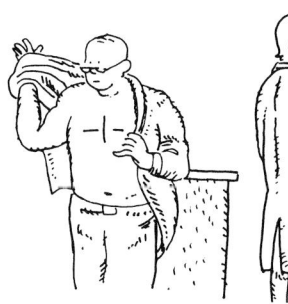
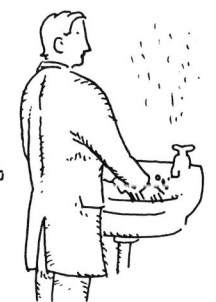

Es tut mir gut, wenn Sie nett zu mir sind.

Ich bin nur deswegen so nett, weil es Ihnen nicht gut geht.

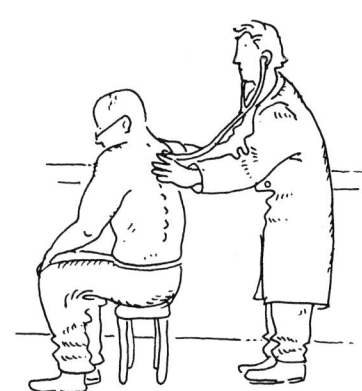

Vielleicht geht es mir deswegen nicht gut, weil Sie sonst nicht nett zu mir sind.

Jetzt hören Sie aber auf; man kann das Im-Kreis-Denken auch zu weit treiben!

> Angenommen, Herr Schmidt findet es schwierig, wieder in die Arbeit zu gehen, und will jetzt doch die Rente beantragen, wie würde Sie das alle betreffen?

Zusammengefaßt sind die Ziele einer Krisenintervention, der Familie zu helfen:

- sich klarer darüber zu werden, wie sie im Alltag in bezug auf die Krankheit miteinander umgehen
- offener über ihre Hoffnungen, ihre Ängste und andere Gefühle miteinander zu sprechen
- angemessenere Bewältigungsmöglichkeiten mit der Krankheit zu entwickeln
- bisher nicht gesehene Ressourcen zu nutzen
- unangemessene Verhaltensweisen zu vermindern

Chronische Krankheit eines Familienmitglieds

In Fällen akuter Krankheit neigen Familien dazu, enger zusammenzuhalten. Falls Krankheiten in chronischere Stadien übergehen, gibt es eine ganze Bandbreite unterschiedlicher **Bewältigungsstrategien** für Familien, die sich zwischen zwei Extremen bewegen:

- eng aufeinander bezogen zu bleiben, die Krankheit und eventuelle Behinderungen in das eigene Leben einzubeziehen, einen Ausgleich zwischen den Bedürfnissen des Kranken nach Pflege und Umsorgtwerden und den Bedürfnissen der anderen Familienmitglieder nach Entwicklung zu finden
- sich zurückzuziehen, den Kontakt mit dem Kranken und den anderen Familienmitgliedern zu verringern

Wo sich eine Familie auf diesem Spektrum zwischen beiden Extremen stabilisiert, hängt ab von:

- ihrer Phase im familiären Lebenszyklus
- dem Zusammenhalt in der Familie vor der Krankheit
- den Eigenheiten der Krankheit
- den medizinischen und sozialen Unterstützungssystemen

Hinweise auf eine mögliche Familienüberlastung können sein:

- frühzeitiger Ausschluß des Kranken aus der Familie
- Trennung und Scheidung
- psychosomatische Symptome bei Partner oder Geschwistern
- generationsübergreifende Koalitionen („parentifizierte Kinder", „infantilisierte Erwachsene")
- unzureichende Compliance mit den medizinischen Empfehlungen
- starke Gefühle von Schuld, Ärger, Verzweiflung, Sorge
- vermeiden, über die Krankheit und ihre Auswirkungen zu sprechen
- Verleugnung der Gefährlichkeit von Krankheiten

Die psychosomatische Auswirkung chronischer Krankheiten auf das Rollenverständnis und den **Zusammenhalt** von **Familienmitgliedern** kann gar nicht hoch genug eingeschätzt werden. Denn Krankheiten stellen für die Anpassungsfähigkeit von Familien eine Herausforderung dar, wie nur wenige andere Ereignisse. Die Frage ist: Können die bisherigen Rollen und Regeln ausreichend an die veränderten Rahmenbedingungen angepaßt werden?

Chronische Krankheiten haben ja Ähnlichkeiten mit neuen Familienmitgliedern; sie erfordern eine Menge Anpassung. Die Familien müssen einen Ausgleich finden zwischen den Bedürfnissen jedes einzelnen Mitglieds und denen der Familie als Ganzem, um jedem einzelnen auch einen zufriedenstellenden Kontakt mit der ihn umgebenden Welt zu ermöglichen.

Wenn sich der Kranke durch die Familie zu eingeengt fühlt, kann er zum Mittel der „Noncompliance" mit medizinischen Verordnungen greifen, um mit „Streikmaßnahmen" seiner beschädigten Autonomie Ausdruck zu verleihen (z. B. Kontrollverluste bei jungen Diabetikern, Epileptikern oder Anorektikern).

Chronische Krankheiten können aber auch stabilisierend auf Familien wirken. Asthmatische Kinder können lernen, zu „ziehen", um den Streit der Eltern zu entschärfen: Anstatt miteinander zu streiten, werden die Eltern ihre Feindseligkeiten vertagen und sich auf die mehr oder weniger dramatischen Symptome ihres Kindes konzentrieren.

Es gibt auch Repräsentanten des Gesundheitswesens, die angesichts einer chronischen Krankheit ein ähnliches Verhalten an den Tag legen. Wir alle kennen Ärzte, die ein immer engeres Verhältnis mit den Familien chronisch Kranker eingehen und schon bald Teil von ihnen werden. Es gibt aber auch andere, denen die Bedürftigkeit dieser Familien schnell zu viel wird und die sie deswegen möglichst schnell wieder loswerden wollen, beispielsweise durch stationäre Einweisung oder Überweisung an Spezialisten, die dann bald vor dem gleichen Problem stehen. Ärzte, die sozusagen zu einem neuen Familienmitglied werden, indem sie sich emotional zu stark auf das Leiden einlassen, erleben es dann zunehmend als schwierig, eine ausreichende Außenperspektive einzunehmen, um noch eine hilfreiche Unterstützung bieten zu können. Auf der anderen Seite werden auch Ärzte, die sich innerlich zu stark abgegrenzt haben, von den Familien kaum als Hilfe erlebt, wenn es darum geht, mit den Widrigkeiten der Krankheit besser zurecht zu kommen. Hier den richtigen Ausgleich zu finden, ist keine leichte Aufgabe. Es bedeutet den Aufbau einer kooperativen Arbeitsbezie-

hung mit einer Familie, die weder überinvolviert noch zu abweisend ist. Ein solches „therapeutisches Dreieck" besteht aus dem Patienten, seiner Familie und dem Arzt, von denen jeder Einfluß auf die Beziehung der jeweils anderen nimmt. Wenn man versäumt, ein solches Dreieck aufzubauen, indem man die Familie aus der „Führung" eines chronisch Kranken ausschließt, kann das zu Koalitionen von Arzt und Patient gegen die Familie führen. Dies hat dann zwangsläufig Konflikte zur Folge, die eine gute Versorgung und Pflege des Patienten beeinträchtigen.

Ärzte wünschen sich im allgemeinen, daß ihre Patienten gesund werden, was leicht dazu führt, daß sie alles, was dies betrifft, kontrollieren wollen. Es gibt aber Patienten, die dabei leicht das Gefühl bekommen, es würde in ihre Autonomie und Selbstbestimmung eingegriffen. Das wiederum führt dann dazu, daß sie sich den Bemühungen ihres Arztes, ein medizinisches Prozedere zu „verordnen", widersetzen und als „noncompliant" erscheinen. Je entschiedener der Arzt auf seinen Verordnungen besteht, um so widerständiger wird der Patient, wobei er einerseits zuzustimmen scheint (*Ich versuche ja alles, was Sie mir vorschreiben!*), sich andererseits aber hilflos gibt und unfähig, dem Behandlungsplan zu folgen. Ärzte neigen in solchen Situationen dazu, innerhalb der Familie Verbündete und Spione zu suchen, aber diese Koalitionen führen zu innerfamiliären Konflikten, die langfristig die Kooperation nicht erhöhen, sondern verschlechtern.

Psychische und psychosomatische Krankheiten

Über die Frage von Leib und Seele, ihren Grenzen, ihren Gemeinsamkeiten und ihren Verbindungen haben sich seit dem klassischen Altertum schon Generationen von Philosophen und Medizinern den Kopf zerbrochen. Uns scheint es so, daß die Fortschritte in der Medizin und das genauere Wissen über die Funktionen des menschlichen Körpers die Frage, was somatisch und was psychisch ist, nicht weiter geklärt haben, sondern ganz im Gegenteil, die Grenzen werden immer undeutlicher. Ideen darüber, was „psychosomatisch" ist, wachsen ständig weiter; es soll sich dabei um umschriebene Krankheitsbilder handeln, bei denen emotionale Prozesse eine wichtige Rolle in Ursache und Verlauf spielen. Aber bei welchen Krankheiten gilt das eigentlich, und bei welchen nicht?

Patienten bringen das Konzept des Unterschiedes zwischen Leib und Seele mit in die Praxis. Sie fragen:

> Herr Doktor, sagen Sie mir: Ist das jetzt körperlich oder seelisch?

Ärzte wissen, daß in vielen Fällen eine derartige Unterscheidung nicht getroffen werden kann und daß deswegen kein klares Ja oder Nein möglich ist. Noch schlimmer wird es, wenn Ärzte sich über eine genaue Antwort im klaren sind, aber zögern, sie auszusprechen, da viele Patienten eine Antwort wie: „es ist alles psychisch" nicht gern hören. Es bewährt sich also, Leib und Seele als eine Einheit zu beschreiben, die von Wechselbeziehungen bestimmt wird:

> Leib und Seele sind eine Einheit. Sie durchdringen einander, und es ist unmöglich, zu sagen, wo das eine endet und das andere beginnt. In Ihrem Fall ist es ganz klar, daß körperliche Ursachen Einfluß auf das seelische Befinden und damit die Seele nehmen, die wiederum darauf reagiert, und der Körper kann gar nicht anders, als darauf, wie die Seele mit all dem umgeht, zu antworten.

In diesem Zusammenhang ist es hilfreich, sich daran zu erinnern, daß **Symptome** bestimmte **Funktionen** übernehmen können: Sie können zu bestimmten Zeiten ein Ausweg aus einem schwierigen Dilemma sein. Selbst in Fällen, in denen körperliche Ursachen eindeutig und unübersehbar sind, können psychosomatische Symptome, wenn sie als Mittel zur Lösung verwendet wurden, zum Problem werden.

Ein gutes Beispiel dafür ist der Gipsverband nach einer Fraktur. Wenn er zu lange am verletzten Glied bleibt, ruft das eine ganze Palette von Symptomen und Problemen hervor. Der Arzt muß eine Entscheidung treffen, wann die Fraktur weit genug verheilt ist, um größeren Druck auszuhalten, so daß der Gips entfernt werden kann. Gleiches gilt für die psychische Seite der Medizin, wo zu entscheiden ist, wann die seelischen „Krücken" entfernt werden müssen. Solche „Krücken" können in unterschiedlichsten Formen und Gestalten daherkommen: als Panikattacken, Frigidität, Impotenz oder Depression. Solche zunächst offensichtlich unerwünschten Symptome können wie Begleiter werden; wer sie loswerden möchte, schafft ein Loch oder eine Lücke, die nicht über Nacht zu schließen ist. Alkohol ist eine weitere solche „Krücke", die Menschen sich zulegen, um sich einer ganzen Reihe von Verantwortungen zu entziehen: Er kann als „Medikation" eingesetzt werden, sozusagen als sozial akzeptierter Tranquilizer, um bestimmte Emotionen oder Ängste zu unterdrücken. Wird dem Patienten diese Droge entzogen, macht ihn das erst einmal schutzlos. Ärzte wissen, wie hart und langwierig der Prozeß ist, einen Patienten vom Trinken zu entwöhnen und etwas Neues an die Stelle des Suchtmittels zu setzen.

Häufige Familienkrisen

Der Familien-Ansatz hat, wie alle anderen therapeutischen Konzepte, seine Grenzen. Man kann nicht behaupten, er wäre die passende Antwort auf alle Probleme des Lebens. Er ist hilfreich in vielen Situationen, in denen Krisenbewältigung gefragt ist, und er bietet gute Modelle für hilfreiche Interventionen an.

Die folgenden Kapitel behandeln eine Reihe häufig vorkommender klinischer Situationen. Wir wollen diskutieren, inwieweit der Familien-Ansatz dabei nützlich sein kann. Wir geben uns dabei nicht der Illusion hin, daß es schwierige Situationen geben kann, in denen Spezialisten herangezogen werden müssen. Trotzdem glauben wir, daß der Familien-Ansatz in vielen Fällen vorbeugend wirken kann, so daß Überweisungen zu Fachärzten o.ä. unnötig werden, zum Wohl der Patienten und ihrer Familien. Die beschriebenen Interventionen führen nicht zu dramatischen Heilungen, sondern bieten Möglichkeiten an, wie eine **Refokussierung** der klinischen Arbeit besser erreicht werden kann. Die meisten der hier vorgeschlagenen Interventionen wurden in vorherigen Kapiteln bereits ausführlicher beschrieben. Hier sollen eher Perspektiven zum Umgang mit bestimmten Krisenproblemen vorgestellt werden.

Tod in der Familie

Viele Hausärzte suchen das Gespräch mit den Angehörigen eines verstorbenen Patienten. Die Anlässe dafür mögen nicht immer ganz klar sein. Sicherlich geschieht das erst einmal aus Anteilnahme und ganz einfach aus Menschlichkeit. Darüber hinaus kann auch ganz unmittelbare Hilfe notwendig sein, denn ein Todesfall setzt, egal ob er nun

ganz plötzlich eintritt oder schon lange absehbar war, jede Familie unter immensen Streß.

Ärzte können in solchen Situationen ein **Krisenmanagement** anbieten:

- durch Erklärungen dessen, was geschehen ist
- durch ganz praktische Hilfe, wie das Ausstellen der erforderlichen Bescheinigungen
- durch einfaches Zuhören und die Möglichkeit zur Entlastung von Gefühlen
- durch Unterstützung bei der Suche nach externer Hilfe von seiten der Verwandtschaft, von Freunden und anderweitigen sozialen Hilfssystemen

Es kann hilfreich sein, die Familienfunktionen nach unserem **PRAKTISCH-Modell** zu überprüfen und den Dimensionen Rollen, Affekte, Interaktionen, soziale Unterstützung besondere Aufmerksamkeit zu schenken.

Versäumte Trauer kann auch ein Anlaß für Krankheit und anderes Leid in der Zukunft sein, nicht selten erst nach Jahren. Ärzte, die viel mit Genogrammen arbeiten, hören nicht selten, daß Kindern der Tod wichtiger Bezugspersonen verheimlicht wird und ihnen damit die Möglichkeit genommen wird, angemessen zu trauern. Formulierungen wie: „Opa ist jetzt auf eine lange Reise gegangen" lassen Kinder in der Hoffnung, daß dieser eines Tages zurückkommen werde. Kinder sind ja nicht leicht zu überzeugen. Auch wenn sie die angebotenen Erklärungen erst einmal zu akzeptieren scheinen, nehmen sie nonverbale Botschaften trotzdem auf, und sie werden kaum den Ausdruck von Trauer auf den Mienen ihrer Angehörigen übersehen. Die psychologische Forschung hat nachgewiesen, daß Kinder, denen die Unausweichlichkeit des Todes in einer altersgemäßen Art erklärt wurde, sich mit Verlusten besser arrangieren können als Kinder, mit denen darüber nicht geredet wurde. Hier können

Ärzte unterstützend wirken, indem sie Eltern bitten, mit ihren Kindern über die Dimensionen des Todes in altersgemäßer Weise zu reden und mit ihnen zu trauern. Falls das den Eltern zu schwer fällt, kann eine Familienkonsultation angeboten werden, idealerweise daheim, in der Gespräche über Tod und Trauer gefördert, aber auch Zukunftsperspektiven entwickelt werden, wie die Familie ohne den Verstorbenen weiterleben kann.

Die meisten Familien haben ausreichend Unterstützung unmittelbar nach dem Todesfall, später dann weniger, so daß die Tage und Wochen nach der Bestattung dann besonders schwer sind und die Betroffenen sich gerade jetzt sehr einsam fühlen. Hier können Ärzte helfen, rechtzeitig vorzubeugen, indem sie fragen:

> Wer wird wann wen besuchen? Wie kann den am ärgsten Betroffenen am besten geholfen werden?

Manchmal kann es auch hilfreich sein, Angehörige, Freunde oder Kirchengemeinden gezielt anzusprechen und um Unterstützung zu bitten. Vielen Trauernden fällt es schwer, für sich selbst um Hilfe zu bitten; wenn diese aber ausdrücklich angeboten wird, kann sie dankbar angenommen werden.

Da es viele Familien nun mal schwer finden, nach externer Hilfe zu suchen, sollten Ärzte nach Todesfällen sehr wachsam darauf achten, ob Symptome für eine Familienüberlastung zu beobachten sind.

Symptome für eine familiäre Überlastung können sein:

- Schlaflosigkeit
- Alkoholmißbrauch
- psychosomatische Erscheinungen
- Zunahme der Bitte um Hausbesuche
- zunehmend häufiges Erscheinen in der Praxis

In solchen Fällen können Hausärzte dem erscheinenden Familienmitglied einen Hausbesuch anbieten. Eine Familienkonsultation kann zu diesem Zeitpunkt sehr hilfreich sein, vorausgesetzt, sie ist erwünscht und wird nicht als von einem überfürsorglichen Arzt der Familie aufgezwungen erlebt.

Anorexie

Eßstörungen sind in der Allgemeinpraxis häufig anzutreffen und stellen für die betroffenen Familien eine enorme Krise dar. Das Vollbild der Anorexie oder Bulimie wird ohne die Mitarbeit von Spezialisten kaum erfolgreich zu behandeln sein. Anorexien im Anfangsstadium, junge Erwachsene, die eine Diät nach der anderen machen, oder Eltern, die sich um das Gewicht oder die Eßgewohnheiten ihrer Kinder sorgen, sind jedoch Alltagsprobleme in vielen Hausarztpraxen.

Der erste Schritt sollte sein, Eltern erst einmal dazu zu bringen, sich darüber auszutauschen, welches Gewicht sie beide als angemessen erachten. Vermutlich werden sie diese Frage an den Arzt zurückgeben, der daraufhin das anzustrebende Gewicht den entsprechenden Alters-, Größen- und Gewichtstabellen entnehmen wird. Der nächste Schritt ist, zusammen mit den Eltern zu überlegen, wie sie ihrem Kind dabei helfen können, dieses Gewicht auch zu erreichen. Eltern fordern dann im allgemeinen, daß auch diese Aufgabe vom Arzt übernommen werden sollte, um einem Konflikt mit der Tochter aus dem Wege zu gehen. Dieser Bitte entsprechen zu wollen, ist nicht nur unrealistisch, sondern verschiebt den vermiedenen Konflikt nur in die Zukunft. Wenn der Arzt statt dessen ein Familientreffen vorschlägt, in dem die Eltern mit seiner Hilfe gemeinsam darüber nachdenken können, wie sie mit dem Eßproblem und dem Untergewicht der Tochter umgehen können, werden möglicherweise auf diese Weise neue Kommunikationswege in der Familie eröffnet.

Bei einem solchen Familientreffen ist es die Aufgabe des Arztes, den Eltern und der Betroffenen dabei zu helfen, einen Terminplan zu entwickeln, nach dem detaillierte Vorgaben über die Menge und die Zubereitungsform der Nahrung, das Essen und die Gewichtskontrollen umgesetzt werden sollen. Der Arzt wird nicht umhin kommen, auch die Ängste der Eltern anzusprechen:

> Wenn sie nicht ordentlich ißt, wird sie weiter abnehmen. Das ist sehr gefährlich und letztlich auch lebensbedrohlich ... Was werden Sie unternehmen, damit sie wieder zunimmt?

Er hat Sorge dafür zu tragen, daß alle die Praxis mit einem konkreten Plan verlassen (beispielsweise ein Kilogramm pro Woche zunehmen mit einem definierten Endgewicht, das zu einem vorher ausgehandelten Zeitpunkt erreicht werden muß). Eltern vermeiden gern, sich zu eindeutig festzulegen, in der Hoffnung, auf diese Weise heftigen Konflikten aus dem Weg gehen zu können. Sie wollen dem Arzt die entsprechenden Auseinandersetzungen mit ihrem Kind überlassen und ihn die „Drecksarbeit" machen lassen. Ziel lösungsorientierter Gespräche ist es, die Angst der Eltern vor ernstlichen Gesundheitsschäden so weit zu steigern, daß sie die Praxis mit dem festen Ziel verlassen, ihre Tochter zu unterstützen, auch dann, wenn sie dazu unangenehme Konflikte in Kauf nehmen müssen.

Depression und Suizidalität

Mit dem Begriff **Depression** werden eine ganze Reihe unterschiedlicher Zustände und Befindlichkeiten bezeichnet. Diese können sich als Traurigkeit oder Verzweiflung oder auch als körperliche Mißbefindlichkeit darstellen. Depressionen hängen häufig mit spezifischen Ereignissen zusammen: körperliche Krankheiten, Arbeitslosigkeit, Überforderung durch Kinder und/oder Beruf. Intra- wie interpersonelle Ressourcen ermöglichen einigen Menschen, mit derartigen Herausforderungen besser umgehen zu können als andere. Diejenigen ohne diese Reserven können in bestimmten Überforderungsituationen eine depressive Symptomatik zeigen. Diese kann für Familien einen Stressor darstellen, auf den die Familienmitglieder wiederum reagieren. Der Patient reagiert auf die Reaktionen der Angehörigen, und ganz schnell etabliert sich ein Feedback-System, das manifeste depressive Zustände hervorbringt und unterhält.

Ziel der Familienmedizin ist es, Ärzten dabei zu helfen, mit Patienten Gespräche dahingehend zu führen, daß diese ihre Depression in einen größeren Zusammenhang stellen können, insbesondere in den ihrer Familie oder anderer bedeutsamer Beziehungen. Zirkuläre und reflexive Fragen (Kap. 2), Familienkreise (Kap. 5) und Genogramme (Kap. 3) bieten unterschiedliche Möglichkeiten an, Beschwerden zu kontextualisieren. Die Partner depressiver Menschen reagieren häufig sehr kritisch, indem sie den oder die Betroffene bedrängen: *„Nimm Dich doch endlich zusammen!"*, oder indem sie auf andere Weise wenig einfühlsam reagieren (oder geworden sind). Durch eine Hilfestellung mit dem Ziel, andere Umgangsweisen miteinander zu finden, kann vielen Paaren in beeindruckender Weise geholfen werden. Anfangs wird sich der Arzt sicher auf die Nöte des Depressiven konzentrieren, um dann im Laufe der Beratung immer mehr den Schwerpunkt auf die Details des Interaktionsprozesses zu legen. Die in Kapitel 2 und Kapitel 6 beschriebenen lösungsorientierten Fragen haben sich dabei bewährt.

Suizidales Verhalten wird jeden Arzt hochgradig alarmieren. Gerade im Umgang mit Jugendlichen, die sich zu vergiften oder zu verletzen versuchen, ist es von größter Wichtigkeit, die ganze Familie so früh wie möglich einzubeziehen. Häufig stellt Suizidalität eine zusätzliche Eskalation einer ganzen Reihe vorangegangener Krisen dar und versetzt schon vorher labil gewordene Familien- und Beziehungssysteme erneut in Panik. In einem solchen Stadium werden die meisten Familien höchst motiviert sein, Hilfe anzunehmen. Ärzte können diese Situation nutzen und Gesprächstermine quasi „am Bett" einberufen. Spätestens nach einem Suizidversuch ist der Zeitpunkt gekommen, an dem Familien sich zusammenraufen müssen, um herauszufinden, was jeder einzelne tun muß, um weiteren Krisen vorzubeugen.

Ärzte können in solchen Fällen folgendes fragen:

> Was wollen Sie jetzt als nächstes machen?
>
> Wie können Sie sicher sein, daß er/sie nicht einen neuen Versuch unternimmt?
>
> Was meinen Sie, welche Zeichen alarmieren Sie, daß es wieder gefährlich wird?
>
> Was würden Sie das nächste Mal anders machen?
>
> Warum sprechen Sie nicht alle mal gemeinsam darüber?

Wenn es gelingt, die Sicherheit „ihres" Patienten zu einem Familienziel zu machen, ist man auf dem richtigen Weg, Familien dazu zu bringen, Verantwortung für ihre eigenen Konflikte und deren Lösung zu übernehmen, anstatt diese Aufgabe externen Experten zu übertragen. Man sollte nicht vergessen, daß suizidales Verhalten vor allem anderen ein Hilferuf an die Familie ist, eine verzweifelte Bitte, sich mehr um die betreffende Person zu kümmern. Dies ist der Grund dafür, die Familien therapeutisch einzubinden. Wenn Ärzte sich so verhalten, daß ihre Interventionen dazu führen, daß Familien „alles dem Krankenhaus überlassen", dann fühlen sich die Betroffenen leicht ermutigt, ihr Verhalten so weit eskalieren zu lassen, bis das Engagement der Familie unausweichlich wird.

Wir wollen hier nicht darum herumreden, daß es Situationen gibt, in denen schwere Suizidversuche die Einbeziehung von Experten unabdingbar macht. Hausärzte sollten aber in der Lage sein, zu beurteilen, wann dies der Fall ist.

Alkoholprobleme

Sucht ist für immer mehr Familien ein Alltagsproblem geworden. Mißbrauch und Abhängigkeit von legalen und illegalen Drogen ist nicht nur eine große Belastung für die Betroffenen, sondern hat massive Auswirkungen auf ihre Familien, die letztlich unter dieser Belastung zerbrechen können. Die Opfer von Alkohol gehen in die Millionen; an Medikamentenmißbrauch tragen Ärzte eine gehörige Portion Mitverantwortung; vor den illegalen Drogen, das reicht von Haschisch über Kokain und den modernen Designerdrogen wie Exstasy bis zu Heroin, können Familien ihre Kinder immer schlechter schützen. Selbst nichtstoffliche Süchte, wie Spiel-, Kauf- oder Sexsucht, setzen in Familien zerstörerische Dynamiken in Gang. Hausärzte sind häufig die ersten Menschen außerhalb der Familie, die von dieser Thematik, die ja für die meisten Familien eher peinlich ist, erfahren. Aufgrund ihrer Distanz, ihrer Fachkenntnisse und jetzt auch ihrer Kompetenz, mit Familien zu sprechen, können sie schon frühzeitig Weichen stellen und Entwicklungen in eine weniger destruktive Richtung lenken. Aufgrund der relativ großen Häufigkeit möchten wir mögliche

Fragen zur Familiendynamik

beleuchten die interaktiven Prozesse, die auch bei einer ganz unterschiedlichen, komplexen Ätiologie mit exzessivem Trinken verbunden sind:

Hypothetische Fragen

beleuchten mögliche Zukunftsperspektiven:

Warum ist Herr A. nett zu Frau A., wenn er betrunken ist, aber grob, wenn er nüchtern ist?	Was wären mögliche nachteilige Folgen, wenn Herr A. das Trinken aufgeben würde?
Warum entlastet Frau B. ihren Mann, indem sie ihn bei seinem Büro mit faulen Ausreden für sein Wegbleiben entschuldigt?	Angenommen, Herr B. würde kompetenter, wie würde seine Frau darauf reagieren? Wie würde sich ihre Beziehung daraufhin ändern?
Wie kommt es, daß Herr C. sich über das Trinken seiner Frau beklagt, obwohl er ihr ständig die Flaschen kauft?	Was hat Herr C. schon alles investiert, um seine Frau zu versorgen? Was bekommt er wohl dafür, daß er ein „perfekter" Ehemann ist? Wie verwirrend ist dieses Verhalten wohl für Frau C.?
Warum glaubt Herr D., daß auch er ein Trinker sein müsse, „einfach nur", weil sein Vater auch einer war (und zufällig auch sein Großvater und sein Urgroßvater)?	Wieso bleibt Herr D. bei dem Familienmythos, daß Männer in seiner Familie „einfach" trinken? Welche Konsequenzen hätte es, wenn er sich einem anderen „Skript" verschreiben würde? Wie würde die übrige Familie darauf reagieren?
Warum stört die „glücklich verheiratete" Frau E. den häuslichen Frieden durch episodische Trinkanfälle?	Wie würde sich ihre Ehe entwickeln, wenn Frau E. zu trinken aufhören würde? Leichter oder schwieriger?
Warum ist Frau F. mit ihrer Flasche enger verheiratet als mit ihrem Mann?	Hätte Frau F. Affären mit anderen Männern, wenn sie die Affären mit den Flaschen aufgeben würde? Wie würde ihr Mann reagieren?
Warum toleriert Herr G., daß seine Frau täglich im Wirtshaus ist?	Was macht Herr G. eigentlich, wenn seine Frau fort ist? Angenommen, sie tränke mehr, würde die Wahrscheinlichkeit, daß er sie verließe, zu- oder abnehmen?
Warum ist Herr H. grob zu seiner Frau, wenn er betrunken, und nett, wenn er nüchtern ist?	Was ist eigentlich mit Herrn H. los?

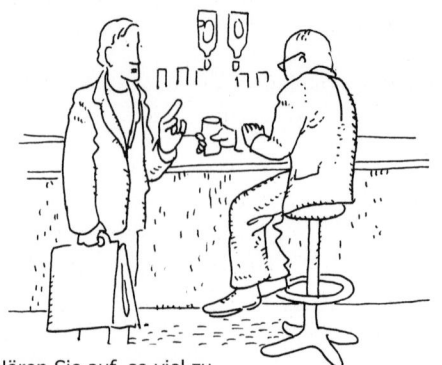

Hören Sie auf, so viel zu trinken; das ist schlecht für die Leber, für's Herz, für's Hirn, für das Sexualleben und die Ehe, und außerdem ist es schlecht für ...

Herr Doktor, hören Sie bitte auf. Jedesmal, wenn Sie sich so über mein Trinken auslassen, regt mich das auf, und dann muß ich noch mehr trinken.

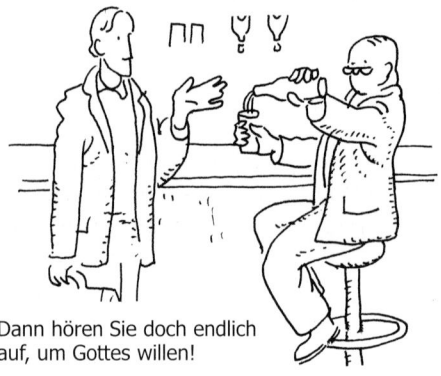

Dann hören Sie doch endlich auf, um Gottes willen!

Prost!

Vorgehensweisen am Beispiel des Alkoholmißbrauchs darstellen.

Während der ersten Kontakte zu Menschen, die angeben, Probleme mit Alkohol zu haben, fühlen die meisten Ärzte ein starkes Bedürfnis, sie dazu zu motivieren, sich stärker zu kontrollieren. Tagebücher können geführt werden, in denen die Menge, die Zeiten oder die Umstände des Alkoholkonsums über Wochen oder Monate festgehalten werden. Früher oder später wird aber der Einfluß der Familie oder anderer relevanter Personen auf das Trinkverhalten deutlicher werden. Das gleiche gilt auch umgekehrt, besonders für das Trinken in der Familie. Die Menschen, die von dem Trinken am meisten betroffen sind, können auch zu gemeinsamen Gesprächen eingeladen werden. Junge Kinder sollte man aber vor den anfänglichen Treffen verschonen, es sei denn, die Eltern haben spezielle Gründe, weshalb ihre Anwesenheit hilfreich sein könnte.

Während solcher Gespräche können die Auswirkungen des Trinkens auf jeden einzelnen besprochen werden, genauso wie die Auswirkungen, die jeder auf das Trinken hat. Der lösungsorientierte Ansatz (s. auch Kap. 5) kann hilfreich sein, jeden in das „Alkoholbewältigunsprojekt" mit einzubeziehen. Dies beinhaltet eine detaillierte Exploration, wie und wann das Alkoholproblem auftritt, welche Bedingungen es verstärken oder vermindern können, wer den stärksten und wer den geringsten Einfluß darauf nimmt, aber genauso ein Ansprechen jedes Familienmitglieds darauf, wie das Leben ohne das Alkoholproblem für ihn oder sie selber wäre und für die Familie als Ganzes.

Es erübrigt sich, hier noch weiter darauf einzugehen, daß diese Familienarbeit parallel zu anderen notwendigen Behandlungsmaßnahmen ablaufen sollte, wie Vermeidung auslösender Situationen, Trainingsbehandlungen, Entzugsbehandlungen und Teilnahme an Therapie- und Selbsthilfegruppen.

Scheidung und Trennung

Vor allem Kinder leiden darunter, wenn Familien zerbrechen. Wenn sie mitten in eine (Ent-)Scheidungsschlacht geraten, fühlen sich viele von ihnen im wahrsten Sinne des Wortes in zwei Hälften zerrissen – gefangen in einem Loyalitätskonflikt und in ständiger Angst, etwas falsch zu machen. Nicht selten benutzen Eltern, ob bewußt oder unbewußt, auch die Kinder, um den Partner zu treffen.

In solchen Fällen erscheint dann ein Elternteil mit einem verzweifelten, in sich zurückgezogenen oder unkontrollierbaren Kind in der Praxis. Ärzte sehen sich dann oft dazu aufgefordert, in den Ehekonflikt einzugreifen, oder noch schlimmer, Partei zu ergreifen.

Wenn Ärzte sich darüber im klaren sind, daß es nicht ihr Job ist, die vielfachen Beziehungsschwierigkeiten der Partner zu lösen, können sie sehr hilfreich sein und entscheidend dazu beitragen, das **Kind** zu **detriangulieren**. Im Interesse des Kindes zu handeln bedeutet, mitzuhelfen, eine Lösung zu finden, die das Kind (oder die Kinder) aus der Schußlinie der Eltern nimmt. Beide Eltern können gemeinsam eingeladen werden, anfangs eher ohne die Kinder. Solche Gespräche dienen nicht dazu, die Ehe wieder zu kitten, sondern dazu, eine neue Tagesordnung zu vereinbaren, wie „im Interesse des Kindes zu handeln, so daß dieses sich nicht weiter zerrissen fühlt". Danach können Details des Alltags so weit besprochen werden, daß Eltern sich auf konkrete Umgangsweisen einigen, um die Verletzungen des Kindes so weit wie möglich zu vermeiden. Ärzte sollten sich dabei ganz auf Lösungsperspektiven konzentrieren und eine Diskussion mit entwertenden Argumenten verweigern. Statt dessen könnten sie die Ängste der Eltern über die Zukunft des Kindes/der Kinder aktivieren:

Sprechen Sie auch in Gegenwart Ihrer Kinder so miteinander?

Angenommen, ich wäre Ihr Kind, dann wäre ich sehr beunruhigt, Sie so reden zu hören.

Also, wenn es jetzt schon so durcheinander ist, könnte es bald wirklich ein Problem haben und fachliche Hilfe brauchen, falls es Ihnen nicht gelingt, Ihre Unstimmigkeiten beizulegen.

Ich weiß nicht, ob Ihr privater Krieg es wert ist, die Zukunft Ihres Kindes aufs Spiel zu setzen.

Wie können Sie sich als Partner trennen und weiterhin gute Eltern bleiben? Kann das nur in einem Streit auf Kosten der Kinder enden?

Wie werden die Kinder sich wohl dabei fühlen?

Falls die Eltern neue Partnerschaften eingehen, stellt sich das Problem von Rollenkonflikten neu, insbesondere in der Frage, wer Entscheidungen für das Kind treffen darf und wer nicht. Wenn diese Fragen zu neuen Auseinandersetzungen führen, kann symptomatisches Verhalten bei Kindern auftreten, das dann erneut Familienberatungen notwendig machen kann.

Von der Krisenintervention zur Vorbeugung

Krisen stellen immer das Funktionieren einer Familie auf die Probe. Das chinesische Schriftzeichen für Krise besteht aus zwei anderen: dem für Gefahr und dem für Chance. Krisen können in einen persönlichen oder familiären Zusammenbruch münden, Krisen können aber ebensogut eine Chance bieten, dem Leben eine neue, bessere Richtung zu geben. Wenn es Familien gelingt, eine Krise zu meistern, profitieren alle Beteiligten davon, denn sie haben Kompetenzen erworben, um auch mit zukünftigen Schwierigkeiten besser umgehen zu können. Gerade Ärzte wissen, daß ein krisenfreies Leben eine Illusion ist und daß es eher darum geht, **Krisenbewältigunskompetenzen** zu fördern. Die Kompetenz von Ärzten macht sich auch hier nicht daran fest, wie gut sie Probleme für andere lösen, sondern daran, wie gut sie die Patienten dazu anleiten, für sich selbst gute Lösungen zu finden. Wie schon in der Körpermedizin gilt es, gute Rahmenbedingungen für die Selbstheilung zu schaffen. Denn Menschen kann man nicht ohne ihre Mithilfe ändern.

Die ärztliche Kunst liegt unter anderem darin, für die richtigen Interventionen den richtigen Zeitpunkt zu finden. Patienten suchen Ärzte wegen aller möglichen Beschwerden und Probleme auf. Familienorientiertes Denken macht Ärzte aufmerksam auf Familiendynamiken, die Probleme und schwierige Situationen unterhalten. Es ermutigt Ärzte, nach solchen Dynamiken in einer Weise zu suchen, die vorbeugend wirkt: *„Wann teile ich eine Diagnose mit weitreichenden Folgen mit? Wann und wie spreche ich über andere schlechte Nachrichten oder gar über den Tod?"* Es gibt aber auch andere, weniger belastende Situationen, bei denen zu überlegen ist, wie und wann man über sie spricht, so daß ein Gespräch darüber in der Praxisroutine einen präventiven Charakter bekommt, zum Beispiel Schwangerschaft, Vorsorgeuntersuchungen, Beziehungsschwierigkeiten.

Tips für Leser

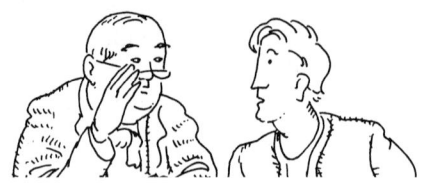

■ Laden Sie zu einem Familiengespräch ein und halten Sie anschließend fest, was Sie über diese Familie gelernt haben. Stellen Sie eigene Hypothesen darüber auf, inwieweit die Familie von diesem Gespräch profitiert haben könnte.

■ Wählen Sie einen weiteren Patienten mit einer schweren akuten sowie einen mit einer schweren chronischen Krankheit aus. Sprechen Sie mit diesen beiden allein. Stellen Sie anschließend Hypothesen darüber auf, welchen Einfluß diese Gespräche hatten auf:
– den Patienten
– die Familie
– den Krankheitsverlauf.

11 Über die Familie hinaus

Dieses Kapitel behandelt

Der Arzt und seine eigene Familie

Ärzte haben, wie alle Menschen, ihre Befangenheiten. Ihre eigene Lebenserfahrung, die aktuelle Lebensphase (siehe Lebenszyklus, Kap. 4) und eine ganze Reihe anderer Faktoren, die ihr Leben bestimmen, nehmen Einfluß auf ihre persönliche Art, mit Patienten und Familien umzugehen. Deswegen ist es hilfreich, sich über wichtige Dimensionen des eigenen Lebens klar zu werden, um zu verhindern, daß diese einen zu großen Einfluß auf den professionellen Umgang mit anderen Menschen nehmen.

Ärzte, die momentan selbst große Schwierigkeiten mit ihren adoleszenten Kindern haben, neigen dazu, Partei für die Eltern zu ergreifen, wenn Familien sie um Hilfe mit „schwierigen" Jugendlichen bitten. Wenn der Arzt gerade seine eigene Mutter verloren hat, wird er nur schwer die eigene Trauer von derjenigen der Patienten trennen können.

Deswegen bewährt es sich, die eigenen interaktionellen Vorlieben gelegentlich zu überprüfen, besonders wenn man sich über Reaktionen (die eigenen und die der anderen) wundert, und sich zu fragen:

- Was sehen Patienten und Familien als Problem an?
- Was genau ist an dem beschriebenen Problem für sie das Problematische?
- Was will ich als Arzt für sie erreichen?
- Gibt es einen Konflikt zwischen dem, was sie wollen, und dem, was ich will?
- Höre ich ihnen aufmerksam genug zu, oder zwinge ich ihnen meine eigenen Ideen auf?

- Wie hilfreich bin ich für sie? Nähern wir uns ihren Wünschen an?
- Macht dieser Patient, diese Familie Erfahrungen, die mir vertraut sind? Worin bestehen die Ähnlichkeiten, worin die Unterschiede?

Die meisten Professionellen im psychosozialen und gesundheitlichen Bereich stoßen früher oder später auf ihre „blinden Flecken". Ausbildungsgänge für Psychotherapeuten haben dafür Selbsterfahrungseinheiten vorgesehen, die sie zur Aufmerksamkeit bezüglich des eigenen Erlebens erziehen. Für Professionelle in der medizinischen Versorgung ist das meistens schwer zu realisieren und unpraktisch. Einige der unter *Tips für Leser* in diesem Buch vorgeschlagenen Übungen halten aber auch dazu an, aufmerksamer mit persönlichen Aspekten des Lebens und deren Wechselwirkung mit der klinischen Arbeit umzugehen. Wir möchten hier auch ausdrücklich dazu anregen, Balint-Gruppen, Qualitätszirkel und andere kollegiale Foren zu nutzen, um sich mit Menschen, die vergleichbare Erfahrungen machen, auszutauschen. Auch die bei uns wenig genutzte Form, Patienten und Familien gemeinsam mit Kollegen zu beraten (z.B. in Gemeinschaftspraxen und Praxisgemeinschaften), hat sich bewährt, um eine Außenperspektive in die beratende Arbeit einzuführen. Arbeitsgruppen mit gleichgesinnten Kollegen aufzubauen ist zwar unter den Bedingungen des Kassenarztwesens keine leichte Aufgabe, die Vorteile von Teams und Kollegengruppen liegen aber auf der Hand:

- Sie bieten die Möglichkeiten des Erfahrungsaustauschs.
- Sie führen eine Außenperspektive in die beratende Arbeit ein.
- Sie bieten erweiternde Lern- und Trainingsmöglichkeiten, besonders unter Einsatz audiovisueller Möglichkeiten.
- Sie erleichtern die Koordination unterschiedlicher Professioneller.

„Burn-out-Syndrome" sind bei Berufsgruppen im psychosozialen Bereich häufige Zeichen einer unzureichenden Abgrenzung zwischen dem professionellen und dem privaten Bereich. Auch Ärzten ist diese Erfahrung nicht fremd. Die Methode, sich mit Kollegen über das eigene Arbeiten auszutauschen, beugt dem nicht nur vor, sondern kann helfen, die Arbeitshaltung und Arbeitsabläufe in der eigenen Einrichtung, sei es nun im öffentlichen Bereich oder in der Praxis, schrittweise zu verändern.

Ärzte und ihr Team als System

Die meisten Ärzte arbeiten nicht allein, sondern in Teams. Teams haben Regeln, wer was mit wem machen kann und was nicht. Solche Regeln sind in den seltensten Fällen schriftlich formuliert, sondern sie haben sich im Laufe der Zeit entwickelt. Sie gelten auch nicht für immer und alle Zeiten, sondern werden ständig fortentwickelt. Ärzte, die mit systemischen Ideen experimentieren und familienmedizinische Konzepte einführen möchten, haben es meistens mit einer Reihe von Widerständen zu tun. Arzthelferinnen, Pflegepersonal, Kollegen, Assistenten oder Chefs, ganz abgesehen von der Kassenärztlichen Verrechnungsstelle, werden diesen Bemühungen erst einmal mehr oder weniger verständnislos begegnen. Hier sind ein paar Tips zur Förderung von Teamarbeit:

- Lassen Sie alle Beteiligten wissen, daß Sie sich für Familienbeziehungen interessieren.
- Vermeiden Sie es, andere bekehren zu wollen.
- Nehmen Sie eine bescheidene Rolle ein und vergessen Sie nicht, daß Skeptiker auch ihre guten Gründe haben.

- Vermeiden Sie es, bestehende Haltungen, Arbeitskulturen und Traditionen zu kritisieren.
- Beachten Sie die bestehenden Hierarchien und versuchen Sie, deren Unterstützung zu gewinnen.
- Überlegen Sie, inwieweit Kritik auch berechtigt sein kann.
- Suchen Sie den Kontakt mit denjenigen Mitarbeitern und Kollegen, die ähnlich denken wie Sie.
- Beginnen Sie diese Arbeit nicht mit „schweren", sondern mit „leichten" Fällen.
- Kaschieren Sie nicht Ihre Mißerfolge, sondern fragen Sie Kollegen um Rat.
- Bemühen Sie sich darum, auch die Ideen und Hintergründe von Mitarbeitern und Kollegen zu verstehen, die Ihnen fremd sind.
- Überprüfen Sie, welche Auswirkungen Ihre Familienarbeit für andere Mitarbeiter hat.
- Machen Sie kein Aufhebens von Ihrer Familienarbeit.

Ärzte und größere Systeme

Es wäre eine zu enge Perspektive, wollte man versuchen, Familienprobleme ohne Beachtung des sozialen und kulturellen Umfeldes sehen zu wollen. Wohnsituation, Nachbarschaft, Bildung und Arbeitssituation beschreiben nur einige der vielen Facetten, die einen Einfluß auf die Gesundheit von Familien und Individuen nehmen. Es ist schlicht unmöglich, sich ein Familienleben außerhalb der raschen sozialen Veränderungen vorzustellen, denen wir alle ausgesetzt sind. Scheidung, Neuverheiratung, zusammengesetzte (neudeutsch: Patchwork-) Familien, allein-

Würden sich die Patienten mehr bemühen, wenn der Arzt sich weniger um sie kümmerte?

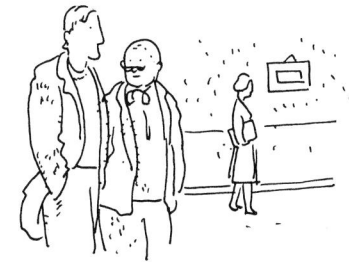

Wenn die Arzthelferin freundlicher wäre, könnte der Arzt dafür strenger sein?

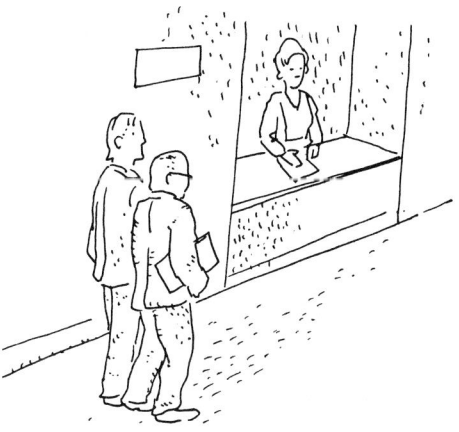

Was muß noch passieren, damit Sie endlich einsehen, daß wir besser mit den ambulanten Krankenschwestern zusammenarbeiten sollten?

Angenommen, jemand hätte unser Gespräch mitgehört – was würde der eigentlich über unsere Praxis denken?

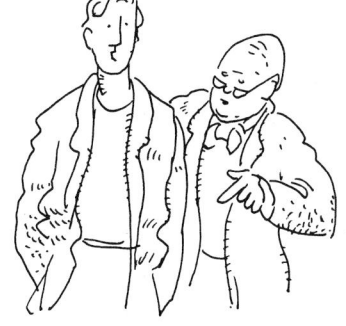

erziehende Eltern etc. sind Beschreibungen, die diese Veränderungen abbilden, die von immer mehr Menschen erfahren werden.

Wenn Frau G. ihren Hausarzt mit „Depressionen" aufsucht, können diese Symptome als Ausdruck einer Dysfunktion auf recht unterschiedlichen Ebenen angesehen werden: der familiären, der sozialen, der psychischen oder der konstitutionellen Ebene (vielleicht auch der der Neurotransmitter).

Viele Ärzte glauben, daß diese Bereiche sie nichts angehen. In der Praxis fühlen sie sich durch die Komplexität dieser Ebenen überfordert. Sie spüren, daß die Gesundheit von Individuen und Familien nicht ohne diese erweiterte Perspektive gesehen werden kann, haben aber keine Ahnung, wie sie damit umgehen sollen. Der Familien-Ansatz kann hier helfen.

Die Müllers – eine behinderte Familie?

Die Müllers haben einen spastischen Sohn, Dieter, jetzt 11 Jahre alt. Sie sind in der Praxis gut bekannt, denn die Eltern sind viele Male erschienen, um mit ihren Sorgen bezüglich seiner Gesundheit und Entwicklung Rat zu suchen. Sie sind beunruhigt über die schulische Situation, und sie fragen sich, was sie tun müssen, um für die Zeit vorzusorgen, wenn sie älter werden und sich nicht mehr um ihn kümmern können. Dieter selbst scheint sich nicht nur mit seiner Behinderung zu beschäftigen, sondern auch mit der Frage, wie andere damit umgehen. An „schlechten" Tagen erlebt er eine ganze Palette unterschiedlicher Gefühle. Das reicht von Selbstmitleid über Wut und Hilflosigkeit bis hin zu dem starken Wunsch, das (körperlich und geistig) Unmögliche zu erreichen, was dann die Frustrationen noch weiter steigert.

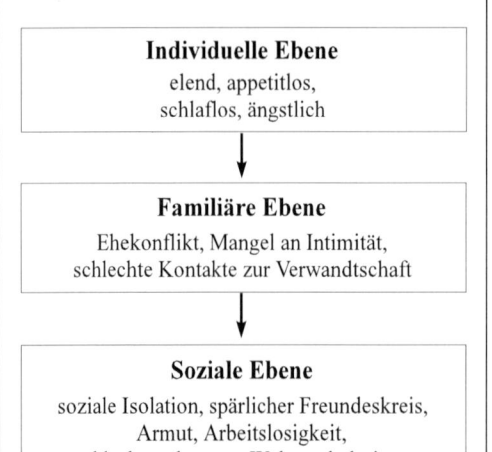

Individuelle Ebene
elend, appetitlos,
schlaflos, ängstlich

↓

Familiäre Ebene
Ehekonflikt, Mangel an Intimität,
schlechte Kontakte zur Verwandtschaft

↓

Soziale Ebene
soziale Isolation, spärlicher Freundeskreis,
Armut, Arbeitslosigkeit,
schlechte oder enge Wohnverhältnisse,
Diskriminierungen, schlechter Kontakt
zu sozialen Diensten,
fehlende Unterstützung durch Netzwerke

**Individuelle Depression und
Störungen im sozialen System**

In solchen Situationen sehen sich Ärzte vor eine ganze Reihe von Aufgaben gestellt. Sie müssen mehrere Aspekte gleichzeitig berücksichtigen:

a) Persönliche Aspekte und Familienaspekte:

- dem Jungen helfen, Zugang zu seinen Gefühlen zu finden
- den Eltern helfen
- dem Jungen zuhören und antworten
- der Familie helfen, über gegenseitige Wünsche und Frustrationen ins Gespräch zu kommen
- den Eltern helfen, mit der Behinderung des Sohnes zurecht zu kommen
- den Einfluß der Behinderung auf die Ehe und auf das weitere Familiensystem berücksichtigen
- allen dabei helfen, eine „Auszeit" voneinander zu nehmen

b) Praktische Aspekte:

- mechanische und technische Hilfsmittel besorgen
- Transport zur Schule und zu unterschiedlichen Gesundheitsdiensten arrangieren
- nach außerfamiliärer Unterstützung suchen
- die Familie in Fragen von Wohnung, Finanzierungen, Diät, etc. beraten

c) Vernetzungsaspekte:

- Helferkonferenzen mit anderen beteiligten Professionellen im Gesundheits-, Sozial- und Schulwesen organisieren
- mit diesen Absprachen und Verbindlichkeiten festlegen, um Mißverständnissen und Widersprüchlichkeiten vorzubeugen
- Konflikte zwischen verschiedenen Helfern schlichten

d) Öffentliche Aspekte:

- sich in die Planung und Umsetzung der Gesundheitsversorgung einmischen
- auf kommunaler, regionaler und politischer Ebene die Stimme zu Gesundheitsfragen erheben
- sich mit Kollegen zu diesen Fragen überregional austauschen

Der Familienansatz beschränkt sich eben nicht darauf, allein mit den Familien zu arbeiten. Familien dabei zu unterstützen, eigene Wege für ein gesünderes und erfüllteres Leben zu finden, bedeutet eben auch, hilfreichere Kontexte zu finden oder zu schaffen.

„Dr. Homöostat" – oder: Der Hausarzt als Stabilisator

Jeder kennt Patienten, die dazu neigen, ihren Hausarzt oder andere Professionelle zu sehr zu einem Teil ihres Lebens zu machen. Ob zum Besseren oder Schlechteren, mag dahingestellt bleiben; Ärzte werden jedenfalls auf diese Weise zu einem Homöostaten, der das Auf und Ab der Familie reguliert. Es kann kein Zweifel daran bestehen, daß dies oft nützlich ist, besonders zu Beginn einer Krise. Patienten und Familien fühlen sich gehalten und angenommen durch die Sorgen und die Umsicht ihres Arztes.

In der Mehrzahl der Fälle besteht der wesentliche Beitrag des Arztes darin, eine Lösung anzubieten. Es gibt aber auch Situationen, in denen diese Lösung selbst zu einem Problem werden kann: Je mehr die Patienten darauf vertrauen, daß der Arzt für sie die Probleme löst, um so geringer wird ihr Vertrauen auf ihre eigenen Fertigkeiten, mit den Widrigkeiten des Lebens fertig zu werden. Das kann so weit gehen, daß Patienten befürchten, durch eine Besserung den freundlichen Kontakt zu ihrem Arzt zu verlieren.

Es stellt sich also die Frage, wie man sich als Arzt wieder zurückziehen kann, ohne Patienten zu brüskieren. Als erstes gilt es, aufmerksam für die eigenen Empfindungen und für die Mitteilungen der Patienten zu werden.

Dies sind einige der häufigsten Signale für eine Verringerung ärztlichen Engagements:

- unmittelbare Hinweise: „Wie würden gern wissen, wie wir auch ohne Sie zurechtkommen können."
- Krisenreaktionen, sobald der Arzt seltenere Treffen vorschlägt

Ich mag diesen Jargon nicht: Grenzen, Systeme, verstrickt sein, rigide, Kernfamilie, erweiterte Familie, usw. – all dieses Psycho-Bla-Bla!

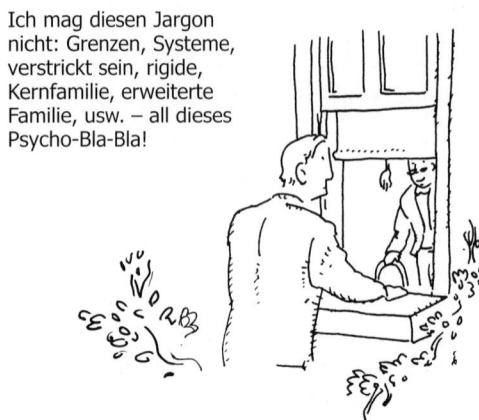

Und wie steht es um die Homöostase Ihres Benehmens?

Hören Sie auf! Sonst bleibt mir keine andere Wahl, als mich von Ihnen abzugrenzen.

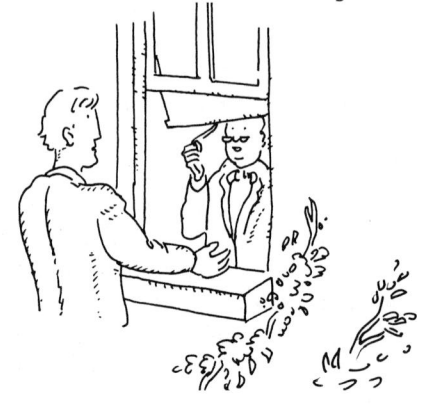

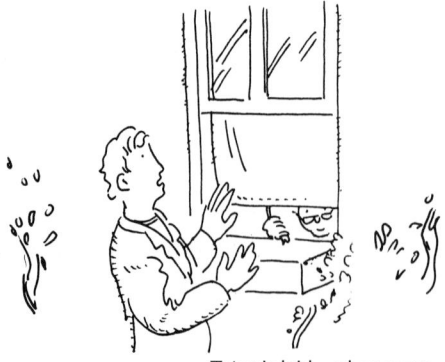

Tut mir leid – aber wenn ich Ihnen weiterhin zuhöre, bekomme ich Angst, mich zu sehr zu verstricken!

■ das eigene Empfinden, sich in allen Gesprächen zu wiederholen

Zuviel Hilfe fördert Hilflosigkeit, so daß man fast sagen möchte:

> Je hilfreicher der Professionelle, desto hilfloser wird der Patient.

Hier sind einige Vorschläge, wie Hausärzte mit einem solchen Dilemma umgehen können:

Ich habe den Eindruck, daß ich in Ihrem Leben zu wichtig werde. Sicherlich bin ich sehr daran interessiert, daß es Ihnen wieder besser geht, aber mir scheint es, daß Sie sich darauf einstellen, daß das nur möglich ist, wenn Sie sich ausschließlich auf mich verlassen. Es ist ja so ähnlich wie mit einem Knochenbruch: Anfangs muß man ihn in Gips legen; aber wenn man den Gips nicht rechtzeitig abnimmt, wird das Bein nie mehr richtig funktionieren. Vielleicht bin ich wie ein Gipsverband für Sie: anfangs nützlich, aber jetzt schon etwas zu lange anliegend. Ich möchte Ihnen deswegen vorschlagen, daß Sie einige „eigene Gehversuche" machen, und daß wir uns deswegen nur noch einmal pro Monat sehen, auch wenn Sie gelegentlich eine kleine Krise daheim haben. Ich würde dann nur noch ein Beobachter sein, mit dem Sie gelegentlich besprechen, wie Sie die Dinge noch besser machen können. Ich kann mir auch vorstellen, daß das am Anfang nicht so einfach sein wird. Aber es ist ja wie das Laufenlernen mit Krücken, wenn der Gips ab ist. Man ist dann leicht geneigt, sich wieder in den Rollstuhl zu setzen oder hinzulegen. Aber so lernt man das Laufen eben nicht. Beobachten Sie sich in dieser Situation (vielleicht mit Hilfe eines Tagebuchs), und dann können wir bei Ihrem nächsten Besuch über verschiedene Umgangsweisen mit Ihren Schwierigkeiten sprechen.

Auf diese Weise können Hausärzte von der Rolle des Aktiven in die Rolle des Moderators überwechseln, in der sie nicht mehr intervenieren, sondern mit ihren Patienten gemeinsam herausfinden, wie diese besser auf ihren eigenen Füßen stehen können.

Aber es sind nicht nur Patienten und Familien, die Ärzte dazu einladen, in ihrem Leben eine Homöostatenfunktion zu übernehmen. Auch das weitere Umfeld kann solche Aufforderungen vermitteln. Die „Medizinisierung" sozialer Probleme ist bekanntlich so alt wie die Medizin selbst. Wenn schlechte und ungesunde Wohnverhältnisse, Arbeitslosigkeit oder eine diskriminierende oder gar gewalttätige Nachbarschaft für Menschen zu einem Problem werden, dann können Diagnosen wie „dysfunktionelle Familie" die Verwaltung und die Politik auch nicht aus ihrer Verantwortung entlassen.

Von der Familienarbeit zur Familientherapie

Gegen Ende dieses Buches mag der Leser sich fragen, was denn eigentlich der Unterschied zwischen Familienarbeit und Familientherapie ist. Wie Sie sicher schon vermutet haben, gehen wir davon aus, daß es einen Unterschied macht, ob man Ideen aus der systemischen (Familien-)Therapie für einen klinischen Alltag in der Allgemeinmedizin nutzt oder ob man einen spezifischen Psychotherapieansatz zur Bewältigung ganz bestimmter Probleme von Familien oder Einzelpersonen zum Einsatz bringt.

Die an der medizinischen Grundversorgung Beteiligten, deren Rückgrat die Hausärzte

bilden, müssen Gesundheitsangebote über weite Zeitspannen anbieten. Vorbeugung und Prävention haben dabei einen herausragenden Stellenwert. Diese Professionellen stehen quasi in der ersten Reihe. Mit ihnen nehmen die Patienten den ersten Kontakt auf, zu einer Zeit, in der die beschriebenen Probleme noch ganz undifferenziert erscheinen. So etwas wie „Familientherapie" oder gar „Psychotherapie" würde keinem in den Sinn kommen. Ganz im Gegenteil: Familien sehen im allgemeinen die vorgestellten Probleme als körperliche oder zumindest individuelle Fehlfunktion eines einzelnen an. Durch die Einbeziehung des Familien-Ansatzes können Hausärzte die Perspektiven aller Beteiligten erweitern und auf diese Weise Patient und Familie zu einem komplexeren Denken bewegen. Dieses Vorgehen ist eine ganz eigene, schon recht weitreichende Intervention, die zu Klärungen, wenn nicht gar zu Lösungen der vorgestellten Probleme hilfreich sein kann. Einen Menschen „in seiner Familie" wahrzunehmen ist ein sinnvoller Beitrag zu Diagnose und Therapie. So gesehen ist eine Familienorientierung eher eine Haltung als eine Methode.

Zeitmangel wird häufig als bedeutsamster Grund angegeben, warum es nicht „praktisch" sein soll, einen Familien-Ansatz in eine ausgelastete Hausarztpraxis zu integrieren. Unserer Meinung nach **spart** dieser Ansatz jedoch **Zeit**: Informationen über ganze Familien, die häufig mit allen Mitgliedern zur Praxis gehören, können in wenigen Sitzungen erhoben werden und für jede dieser Personen nützlich sein. Menschen, die im Traum nicht daran dächten, sich „in Therapie" zu begeben, können von kleinen Portionen und mehreren Sitzungen gut profitieren und so ihre Probleme angehen, da sie sich den ihnen schon lange bekannten Hausärzten leichter anvertrauen als Therapeuten oder gar Psychiatern. Zeit ist der entscheidende Faktor, von dem gerade die Hausärzte profitieren können. Es bleibt ihnen immer die Möglichkeit, zwischen dem körperlichen und dem Beziehungsaspekt zu wechseln, je nach Bedarf und Situation. Vorsichtig können sie sich an die Beziehungsaspekte herantasten und diese auch immer wieder verlassen, um sich über körperliche Aspekte auszutauschen – eine Möglichkeit, die Psychotherapeuten im allgemeinen nicht haben. Es kann auf diese Weise ganz den Patienten überlassen werden, inwieweit sie sich überhaupt auf Aspekte des Zusammenlebens mit anderen einlassen wollen, und jedem einzelnen Familienmitglied bleibt überlassen, inwieweit und wie schnell es sich auf neue Erfahrungen und Erprobungen einlassen will. Für die eigene Arbeit den Familien-Ansatz zu nutzen bedeutet für den Arzt, daß mit einer neuen Dimension des Denkens wieder neue Impulse in die klinische Arbeit kommen. Obwohl es sicher eine ganze Bandbreite von Überschneidungen zwischen Familienarbeit und Familientherapie gibt, kann es doch hilfreich sein, auch einige Unterschiede zwischen beiden Begriffen vorzustellen:

Unter Familienarbeit in der Allgemeinmedizin verstehen wir:

- Primärversorgung
- Vorsorge und Prävention
- langfristige Familienkontakte mit unterschiedlichen Personen
- seltenere und kürzere Kontakte, in denen reflexive Fragen angebracht sein können
- Beobachtungsfokus liegt auf körperlichen Symptomen und Beziehungsaspekten
- klare Karteikartenführung mit Familiengeschichte und Genogrammen

Unter Familientherapie verstehen wir:

- weiterführende oder spezialisierte Behandlung
- Zieldefinition in Richtung Lebensveränderung
- zeitlich beschränkte Vereinbarung mit der ganzen Familie
- Einsatz spezifischer systemischer Techniken
- Fokussierung auf Familieninteraktionen
- Formulierung und Diskussion von Hypothesen über die Familieninteraktionen

Da die meisten Hausärzte weder die Zeit noch die Techniken zur Verfügung haben, um sich auf eine familientherapeutische Arbeit persönlich einzulassen, kommen hier einige Tips, wann eine **Überweisung zum Familientherapeuten** sinnvoll sein kann:

- wenn die Probleme nach drei Sitzungen schlimmer werden
- wenn der Arzt das Gefühl bekommt, „steckenzubleiben"
- wenn der Arzt sich nicht qualifiziert genug fühlt
- wenn Patienten oder Familien selbst um Überweisung bitten

Nachwort zum Familienarzt

Als ich zum ersten Mal in diese Praxis kam, war ich darauf eingestellt, daß der Arzt mich untersuchen und mit mir sprechen würde. Ich war aber schon etwas verwundert, als mir von der Helferin vorab schon ein Fragebogen gegeben wurde, in dem ich Angaben zu meiner Gesundheit und der meiner Familie machen sollte. Während des ersten Gesprächs zeichnete der Arzt einen Familienstammbaum mit mir. Und dann nahm er sich auch die Zeit, mit mir darüber zu sprechen, und über meine Krankheiten und die meiner Angehörigen. Aber dann habe ich mir gedacht, daß das ja auch ganz praktisch für zukünftige Beratungen sein könnte. Er weiß dann, daß mein Vater an Magenkrebs gestorben ist, und kann sich dann auch erklären, warum ich sofort Angst bekomme, wenn etwas mit dem Magen ist. Ich hatte auch einige Bedenken, daß ich zuviel von den Problemen meiner Frau geredet habe. Er hat mir dann aber zugesichert, daß alles vertraulich sei, und daß andere Familienmitglieder nichts davon erführen.

Als ich meinen neuen Arzt dann später aufsuchte, weil ich mich ohne erklärbaren Grund deprimiert und schlecht fühlte,

Auch wenn viele Ärzte aus rationellen Gründen solche Aufgaben ihrem Personal übertragen, sollten sie beim ersten Kontakt persönlich nachfragen, um sich persönlich kundig zu machen und die Wichtigkeit zu unterstreichen.

In den USA ist es durchaus üblich, daß Allgemeinpraxen nur ganze Familien gemeinsam als Patienten annehmen, um ihren Familien-Ansatz zu unterstreichen.

Die Karten aller Familienmitglieder können jedesmal gemeinsam vorgelegt werden. Die Helferinnen können nachher neue Informationen in die jeweils anderen übertragen.

haben mich seine Fragen doch sehr verwirrt. Er wollte wissen, wie meine Frau damit umgehe und wie ich mich damit fühle. Daheim habe ich später gemerkt, daß ich die Dinge doch mit anderen Augen sehe: Irgendwie war mit klarer geworden, daß das doch etwas mit unserer Beziehung zu tun haben müsse und daß die Dinge sich bessern würden, wenn es uns gelänge, unser Verhältnis zueinander zu verändern. Ich erinnere mich noch genau, daß ich in dieser Nacht nach vielen Jahren zum erstenmal mit meiner Frau über uns geredet habe. Wir haben begonnen, für kleine Probleme unseres Lebens kleine Veränderungen auszumachen. Meine Depressionen wurden besser, aber wir haben auch mehr gestritten. Wir haben es dann so gerade miteinander geschafft, und es geht uns mittlerweile wirklich besser miteinander. Sogar unsere Kinder haben das gemerkt.

Irgendwie war das ja schon komisch, denn wenn ich mich früher schlecht gefühlt habe, war mein vorheriger Arzt viel anteilnehmender, und er hat mich immer gebeten, wiederzukommen. Ich fühlte mich zwar für die Zeit bei ihm sehr angenommen, aber es hat sich nichts geändert.

Von diesem neuen Arzt habe ich mich respektiert gefühlt; aber er ging wohl davon aus, daß ich meine Angelegenheiten ganz gut selber regeln könne. Er hat mich auch nicht weiter einbestellt, solange ich das nicht von mir aus wollte.

Im Juni fing meine neunjährige Tochter Melanie an, in die Hosen zu machen. Anfangs haben wir gedacht, daß das mit ihrer häufigen Verstopfung zusammenhängen könnte. Wir haben sie dann zu unserem Hausarzt gebracht, damit er ihr Abführmittel verschreibt. Nachdem er sie ausführlich untersucht hatte, begann er wieder mit den Fragen, und zum Schluß hat er unsere ganze Familie eingeladen.

Das Konzept des Familien-Ansatzes und die Fähigkeit, reflexive und zirkuläre Fragen stellen zu können, bringt Ärzte zu veränderten Verhaltensweisen und erweitert die eigene Perspektive wie die Perspektive der Patienten und ihrer Familien.

Familienarbeit entwickelt eine Eigendynamik, die dann daheim weitergeht zwischen Partner(in) und anderen Familienmitgliedern.

Ärzte bieten neue Termine an und verwenden immer mehr Zeit, nur weil ihnen nichts anderes mehr einfällt. So werden sie Teil des Systems und verlieren ihren Nutzen. Familien zu engagieren bedeutet, Verantwortung den dafür Zuständigen zu übertragen.

Wenn Ärzte wechselnde Rollen einnehmen, kann das für alle Beteiligten durchaus verwirrend sein. Frau Huber am Tag nach einer bewegenden Familiensitzung wegen ihrer Krampfadern versorgen zu müssen, ist nicht so einfach. Eine Hilfe kann es schon sein, wenn man die Familiensitzungen in getrennten Räumen machen kann (falls überhaupt

Meine Frau war einverstanden, und als wir alle kamen, bat er uns in einen ganz anderen Raum der Praxis. Er schien auch irgendwie "unärztlicher". Am Anfang redete er ganz persönlich mit jedem von uns. Er meinte, daß er ja jeden schon einmal einzeln gesehen habe und auch viel von uns wisse. Er wollte dann aber wissen, was wir alle gemeinsam hätten und was wir auch miteinander teilen wollten. Später meinte er, daß Geheimnisse wie „Geschwüre" sein könnten. Er wollte uns damit wohl auffordern, die Katze aus dem Sack zu lassen! Es hat dann nicht mehr lange gedauert, bis unser 7jähriger Ingo zugegeben hat, daß er Melanie immerzu Schlimmes androhe, das aber nie wahr mache. Meine Frau meinte dann auch, daß sie Melanie viele Versprechen mache, diese aber nicht halte. Melanie hat eigentlich nichts gesagt. Am Ende meinte unser Arzt: „Ich möchte Sie, Herr und Frau Huber, bitten, sich daheim als Eltern zu überlegen, wie Sie am besten mit dem Problem, das Ingo beschrieben hat, umgehen könnten." Wir haben ihn dann gebeten, uns doch zu sagen, ob wir Melanie eher bestrafen oder belohnen sollten. Aber er bestand darauf, daß wir das gemeinsam so lange diskutieren sollen, bis wir uns geeinigt hätten, und daß wir unsere Entscheidung auf keinen Fall den Kindern erzählen sollten. Zum Schluß hat er sich bei uns allen bedankt, daß wir gekommen sind, und er hat Ingo aufgetragen, herauszufinden, ob wir eher unsere Drohungen oder unsere Versprechen wahr machen.

Es hat uns dann alle doch sehr überrascht, daß Melanie, bevor meine Frau und ich überhaupt miteinander reden konnten, aufgehört hat, sich voll zu machen. Wir haben dann beide immer wieder darüber geredet und kamen dabei auf Themen, die uns schon lange beschäftigen, über die wir aber bisher nie gesprochen hatten.

möglich). Aber schon die Stühle im Sprechzimmer umzuordnen kann bereits eine Hilfe sein (wenn man dann noch bereit ist, seinen eigenen Sessel dem skeptischsten Familienmitglied anzubieten!)

Der Arzt hat verschiedene Hypothesen zur Diskussion gestellt, einschließlich der, daß die Eltern aufgrund ihrer eigenen Beziehungsprobleme nicht gemeinsam handeln könnten. Es legt sich darauf nicht fest, aber gibt ihnen eine Aufgabe, die die Grenzen zwischen Eltern und Kindern (vorübergehend) verändert. Dies könnte einen positiven Effekt für die Ehebeziehung haben, denn es ist immer wieder erstaunlich, wie viele Paare seit langem nicht mehr über sich selbst sprechen. Es können dann auch weitere, vielleicht sogar schwerwiegendere Probleme auftauchen. Ärzte sind aber gut beraten, wenn sie erst einmal bei den vorgestellten Problemen bleiben und sich nicht zu schnell der Ehe zuwenden.

In der nächsten Woche hatte ich Halsweh und habe schon überlegt, ob ich nicht zu einem anderen Arzt gehen sollte nach unserem Familiengespräch. Ich habe dann aber doch angerufen, und er meinte, ich sollte kommen, die Halsschmerzen gingen vor. Nebenbei erkundigte er sich nach der Familie und gratulierte mir dazu, daß es uns miteinander besser gehe. Er konzentrierte sich dann auf meinen Hals und verschrieb mir einen Saft.

Im September ging meine Frau zu ihm wegen Rückenschmerzen. Sie meinte, daß er sie ausführlich untersucht habe, aber dann einen Zusammenhang mit ihren Sorgen um ihre Mutter im Altersheim hergestellt habe. Er habe zwar vorgeschlagen, daß wie beide zusammen kommen könnten; meinte aber auch, daß er vielleicht nicht genügend aufmerksam sein könne, da es seiner eigenen alten Mutter momentan auch nicht gut gehe.

Wir sind dann beide trotzdem gekommen, und er hat uns gebeten, Kreise von unseren Familien und den uns nahestehenden Personen zu zeichnen. Wir sind dabei darauf gekommen, uns über „ein Leben mit Oma" zu unterhalten. Anfangs war das nicht leicht, aber dann haben wir das Gespräch über dieses Thema mit unseren jeweiligen Geschwistern fortgesetzt. Mit ihren war es leichter als mit meinen; war auch keine einfache Erkenntnis. Unserer Beziehung hat das gut getan! Wir gehen jetzt etwas offener miteinander um. Unser Arzt hat sich mit uns darüber gefreut, aber dann vorgeschlagen, daß wir nächstes Mal, wenn wir als Familie Hilfe brauchten, gerne auch die Familientherapeutin sehen könnten, die mit der Praxis zusammenarbeitet.

Auf Kontinuität für einen Patienten allein zu achten ist schon schwierig genug, erst recht für eine ganze Familie. Deswegen ist es immer gut, wenn es gelingt, alle Mitarbeiter der Praxis oder der Einrichtung für den Familien-Ansatz zu begeistern. Besonders das Engagement der Mitarbeiterinnen an der Rezeption, die ja immer den Erstkontakt herstellen, ist sehr wichtig.

Die Teilnahme an Balint-Gruppen hat schon vielen Ärzte geholfen, nicht nur aufmerksamer ihren Patienten gegenüber zu sein, sondern auch gegenüber sich selbst, und stärker darauf zu achten, wie die eigenen Umgehensweisen Einfluß auf das Verhalten der Patienten nehmen. Sich mit seiner Rolle in der eigenen Familie oder seinem Genogramm zu beschäftigen kann diese Aufmerksamkeit noch weiter fördern. Eine Reihe von Praxen und Gesundheitseinrichtungen arbeiten eng mit Familientherapeuten zusammen. Es gibt sicher auch Ärzte, die ein besonderes Interesse an dieser Arbeit entwickeln und deswegen mehr über Familien-Arbeit lernen möchten.

Literatur

Balint M. Der Arzt, sein Patient und die Krankheit. Stuttgart: Klett-Cotta 1996.

Böse R, Schiepek G. Systemische Theorie und Therapie – ein Handwörterbuch. Heidelberg: Asanger 1989, 2. Aufl. 1994 [derzeit vergriffen].

Cecchin, G. Zum gegenwärtigen Stand von Hypothetisieren, Zirkularität und Neutralität: Eine Einladung zur Neugier. Familiendynamik 1988; 13: 190-203.

De Shazer S. Wege der erfolgreichen Kurztherapie. Stuttgart: Klett-Cotta 1991.

De Shazer S. Der Dreh – Überraschende Wendungen und Lösungen in der Kurzzeittherapie. Heidelberg: Carl Auer Verlag 1992, neueste Aufl. 1997.

Elrod N. Freud, Piaget, Wygotski und Loewald: Wie wird der Mensch ein Mensch? Althea 1992 [Entwicklungspsychologie].

Furman B. Die Kunst, einem Nackten in die Tasche zu greifen. Dortmund: Borgmann Publishing 1996.

Furman B. Es ist nie zu spät, eine glückliche Kindheit zu haben. Dortmund: Borgmann Publishing 1999.

Gaarder J. Sophies Welt. München: Hanser 1993, 3. Aufl. 1999 [sehr lesenswerte Einführung in die Philosophie und Erkenntnistheorie der letzten zwei Jahrtausende, welche auch für die systemische Theorie und Praxis die Grundlagen liefern, das Ganze spannend geschrieben als „Krimi"].

Haley J. Ablösungsprobleme Jugendlicher. München: Pfeiffer 1988 [drzt. vergriffen].

Imber-Black E. Die Macht des Schweigens – Geheimnisse in der Familie. Stuttgart: Klett-Cotta 1999.

Lämmle B. Lämmle live - Psycho-logisch! Heidelberg: Carl Auer Verlag 1997.

Ludewig K. Systemische Therapie – Grundlagen klinischer Theorie und Praxis. Stuttgart: Klett-Cotta 1992; neueste Aufl. 1997.

Maturana H, Varela F. Der Baum der Erkenntnis. München: Goldmann 1991 [Erkenntnispsychologie].

McDaniel SH, Hepworth J, Doherty WJ. Familientherapie in der Medizin. Heidelberg: Carl Auer Verlag 1997.

McGoldrick M, Gerson R. Genogramme in der Familienberatung. Stuttgart: Klett-Cotta 1990.

Minuchin S. Familie und Familientherapie. Freiburg: Lambertus Verlag 1984, neueste Aufl. 1997 [strukturelle Familientherapie].

Schiepek G. Die Grundlagen systemischer Therapie - Theorie, Praxis, Forschung. Göttingen: Vandenhoeck & Rupprecht 1999.

Simon FB, Weber G. Vom Navigieren beim Driften - Die Bedeutung des Kontextes der Therapie. Familiendynamik 1987; Jg.12, Nr.4.

von Foerster H, von Glasersfeld E, Hejl PM, Schmidt SJ, Watzlawick P. Einführung in den Konstruktivismus. München: Piper 1992.

Walter J, Peller JE. Lösungsorientierte Kurztherapie. Ein Lehr- und Lernbuch. Dortmund: Verlag Modernes Lernen 1994.

Watzlawick P, Jackson JH, Beavon DD. Menschliche Kommunikation. Bern: Huber 1990.

White M, Epstein D. Die Zähmung der Monster. Heidelberg: Carl Auer Verlag 1990 [beschreibt die Externalisierung von Problemen; derzeit vergriffen].

Zeitschriften

Familiendynamik. Stuttgart: Klett-Cotta Verlag.

System Familie. Heidelberg: Springer Verlag.

Systeme. Wien: Springer Verlag.

Zeitschrift für systemische Therapie Dortmund: Verlag Modernes Lernen.

Videos

Für Lehr- und Lernzwecke können Videos namhafter Therapeuten und Berater von der Video-Cooperative Ruhr erworben und ausgeliehen werden. Video-Cooperative Ruhr. Dortmund, Tel.: 0231/815070.

Glossar

Anorexie: Magersucht, am häufigsten bei weiblichen Jugendlichen, die von meist erheblichen familiären „Interaktions"-Störungen begleitet sind; typische Krise eines Phasenübergangs im „Lebenszyklus" mit unterschiedlich ausgeprägten „Symptomen". [Haley, Ludewig*]

Autopoiese: Beschreibung eines Systems als autonome Einheit, das sich in den für es notwendigen „Kontexten" selbst organisiert. Autopoietische Systeme organisieren sich nicht nach Sinn oder Zweck, sondern zu ihrem eigenen Fortbestand. [Maturana & Varela]

Balint: Michael Balint war der erste Arzt, der das „Feedback" zwischen Arzt und Patient und dessen Auswirkung auf den Behandlungserfolg beschrieb und Verbesserungsvorschläge machte. [M. Balint]

Compliance: Bereitschaft von Patienten, dem Behandlungsregime ihres Arztes zu folgen.

Familie: System, welches um Ehe oder eheähnliche Beziehungen und/oder die Versorgung von unselbständigen Kinder organisiert ist. Kulturabhängig werden unterschiedlich weite Grade der Abstammung und/oder der Ehebindung in F. mit einbezogen. In diesem Buch werden alle die Personen als F. angesehen, die von sich selbst oder von anderen als F. angesehen werden.

Familienkreis: Graphische Methode, um (Familien-)Beziehungen und ihre Veränderungen darstellen zu können.

Familienzyklus: siehe Lebenszyklus

Feedback: Rückkopplung zwischen Mitgliedern eines „Systems". [Schiepek, Watzlawik et. al.]

Geheimnisse: Informationen, die vor anderen geheim gehalten werden, die nur einem begrenzten Kreis von Menschen bekannt sind. siehe auch Tabu [Imber-Black]

Genogramm: Grafische Darstellung von (über mehrere Generationen reichenden) Familienkonstellationen, z.B. Abstammung, Verluste, Beziehungsqualitäten etc. [McGoldrick et. al.]

Homöostase: Durch „Feedback"-Mechanismen hergestellter Gleichgewichtszustand eines „Systems". [Maturana & Varela]

Hypothesen: „Konstruktionen", die Beobachtungen, insbesondere Verhalten, Bedeutung zumessen; diese können im Laufe der Zeit bestätigt oder verworfen werden. [Ludewig, Schiepek, Watzlawick et.al.]

* In eckigen Klammern Literaturempfehlungen zur Vertiefung

Infantilisieren: Die Praxis, Menschen eine soziale „Rolle" zuzuschreiben, für die diese bereits zu alt geworden sind; z.B. Jugendliche wie Kinder zu behandeln. siehe auch Parentifizieren. [Minuchin]

Interaktion: Multiple, sich gegenseitig beeinflussende „Feedback"-Prozesse auf sprachlicher und auf der Handlungsebene [Schiepek]

Kollusion: Uneingestandenes, zu Leid führendes Zusammenspiel von Partnern, welches der Konflikt- und Angstbewältigung dienen soll.

Kommunikation: Gleichzeitiger Austausch von Information und (Beziehungs-) Mitteilung sowie die Möglichkeit (und Unmöglichkeit) von Verstehen. [Schiepek, Watzlawik]

Komplexität: „Interaktion", die von Vielfältigkeit und rascher Veränderung geprägt ist. Beratung und Therapie haben eine Hauptaufgabe darin, K. zu reduzieren und handhabbar zu machen. [Schiepek]

Konstruieren: Die gedankliche und soziale Herstellung von Wirklichkeiten, zu denen wir keinen direkten Zugang haben, sondern sie nur schaffen können. [von Förster et. al.]

Kontext: Rahmenbedingungen, die zum Verständnis eines Verhaltens in Betracht zu ziehen sind. Nur die Kenntnis von Kontexten erlaubt eine Bedeutungsgebung von Verhalten. [Maturana & Varela, Schiepek]

Krisen: Lebenssituationen, die mit den bisher vertrauten Verhaltensmustern oder „Rollen"-Vorgaben nicht mehr bewältigt werden können. Krisen treten im Rahmen des „Lebenszyklus" und bei „Kontext"-Veränderungen regelhaft auf. Systeme reagieren darauf mit Verhaltensänderungen und Anpassung. Erst wenn dies nicht mehr gelingt, treten „Symptome" auf.

Lebenszyklus: Phasenhafter Ablauf der persönlichen, familiären und sozialen Interaktionen, der biologisch, sozial und kulturell beeinflußt wird. Die Phasenübergänge stellen Herausforderungen an Flexibilität und Anpassung und führen häufig zu als mehr oder weniger belastend erlebten „Krisen"

Lösungen: (Selbst oder gemeinsam) „konstruierte" Ideen über erwünschte und mögliche Wege, um „Ziele" zu erreichen. [de Shazar, Furman, Walter & Peller, White]

Pandora (und ihre Büchse): Halbgöttin, die von Zeus den Menschen aus Rache für den Diebstahl des Feuers durch Prometheus geschickt wurde. Sie hatte eine Büchse bei sich, die alle Übel der Welt enthielt. Die Neugier der Menschen veranlaßte sie, diese Büchse zu öffnen, und die Übel entwichen in die Welt.

Paradoxe Intervention: Therapeutischer Eingriff, in dem ein „Symptom" in einer sich selbst widersprechenden Weise interpretiert und mit einer Aufgabe verknüpft wird. Diese intendiert den Effekt, das „Symptom" aufgrund einer „logischen" Unmöglichkeit zugunsten eines neuen Verhaltens zu überwinden. [Böse & Schiepek]

Parentifizierung: Die Praxis, Menschen eine „Rolle" und eine Verantwortung zuzuschreiben, für die diese zu jung sind; meistens wird von P. gesprochen, wenn Kinder eine Verantwortung für ihre Eltern übernehmen müssen oder zu übernehmen glauben. siehe auch Infantilisierung [Minuchin]

Reflexive Fragen: Systemische Fragemethode, die den Patienten dazu einlädt, sich selbst aus einer Außenperspektive zu betrachten.

Refokussierung: Die Praxis, den Aufmerksamkeitsschwerpunkt in einem Gespräch wieder auf die Eingangs- oder Auftragsthematik zurückzuführen.

Rigidität: Das Handeln entsprechend starren und vorgegebenen, wenig flexiblen und anpassungsfähigen Verhaltensmustern. R. ist ein normalpsychologisches Phänomen in Situationen von Bedrohung und Angst. [Ludewig]

Rollen: Verhaltensvorgaben, die sozial „konstruiert" und für bestimmte Menschengruppen und Situationen überkommen sind, z.B. Geschlechter, Alters-, Berufs- und soziale Gruppen.

Skript: Plan oder Drehbuch, nach dem ein Mensch sein Leben entwirft; Aspekte davon sind bevorzugte „Interaktions-" und „Kommunikations"-formen, sowie präferierte Muster, die Phasenübergänge im „Lebenszyklus" zu gestalten.

Stadien: Zeiträume im „Familienzyklus", die durch Phasenübergänge gekennzeichnet sind.

Symptome: Biologische Prozesse oder Verhaltensprozesse, die von hinreichend übereinstimmenden Beobachtern als abnorm „konstruiert" werden und als Ausdruck weiterer (verborgener) Abnormitäten angesehen werden, z.B. Krankheitssymptome als Ausdruck einer körperlichen Störung, Verhaltenssymptome als Ausdruck einer seelischen Störung.

Systemisch: Systemisches Denken berücksichtigt die Autonomie der behandelten Systeme (siehe Autopoiese), deren Eigendynamik und deren „Kontexte", es zielt auf die Modifikation der „konstruierten" Wirklichkeiten und nimmt Bezug auf die gegenseitige Einflußnahme zwischen „Symptomen" und der darüber geführten „Kommunikation". [Schiepek]

Tabu: Informationen, die allen Beteiligten bekannt sind, über die nicht zu sprechen aber ein Konsens besteht. Meistens werden die Konsequenzen eines Ansprechens als zu „brisant" eingeschätzt. siehe auch Geheimnis [Imber-Black]

Triade: Fokussierung bei Betrachtung eines Systems und seiner Interaktionen auf eine Dreierbeziehung, z.B.: Paar + Kind oder Paar + Schwiegermutter.

Umfeld: siehe Kontext

Verstrickte Familie: Familien, in denen die Familienmitglieder und ihre „Rollen" wenig abgegrenzt sind. [Minuchin]

Ziele: (Selbst oder gemeinsam) „konstruierte" Ideen über erwünschte und mögliche Veränderungen von Verhaltensmustern; über „Hypothesen" und „Feedback"-Schleifen können diese dann als verifizierbar oder unpraktikabel neu „konstruiert" werden. [de Shazer, Furman, Schiepek]

Zirkuläre Fragen: Systemische Fragemethode, mit der „Hypothesen" der Mitglieder eines Systems über die Beziehung anderer Mitglieder gewonnen werden. Die „Kommunikation" dieser Hypothesen hat ein veränderndes Potential. [Ludewig, Schiepek]

Zyklus: siehe Lebenszyklus [Böse & Ludewig]

Systemische Weiterbildungs-Institute

Dieses Buch wurde ausdrücklich nicht als ein Fachbuch für Psychotherapeuten konzipiert. Die meisten von Ihnen werden sich in ihrer Rolle als Haus- oder jetzt vielleicht auch als Familienärzte wohl fühlen und sich in diesem Bereich weiterentwickeln und qualifizieren wollen.

Einige von Ihnen haben vielleicht auch Appetit bekommen, einen familientherapeutischen Schwerpunkt zu entwickeln. Die von uns vorgestellten systemische Konzepte bieten dazu besonders gute Voraussetzungen. Sollten Sie sich für eine über dieses Buch hinausgehende Fort- oder Weiterbildung interessieren, ist die Systemische Gesellschaft dafür ein guter Ansprechpartner:

Systemische Gesellschaft
Deutscher Verband für systemische Forschung, Therapie, Supervision und Beratung e.V.
Elsenstr. 1
12435 Berlin
Tel. 030-53698504, Fax. 030-53698505

Die Mitgliedsinstitute der Systemischen Gesellschaft finden Sie in ganz Deutschland.

Falls Sie in Österreich sind, hilft Ihnen weiter:

Österreichische Gesellschaft für Systemische Therapie und Systemische Studien (ÖAS)
Kleine Pfarrgasse 5
A-1020 Wien
Tel./Fax: 01/212 41 35

Falls Sie in der Schweiz sind, hilft Ihnen weiter:

Schweizerische Gesellschaft für Systemtherapie
Postfach 6379
CH-8023 Zürich

Sachverzeichnis

Liebe Leserin, lieber Leser,

Ihr Urteil über dieses Buch ist uns sehr wichtig. Mit Ihrer Rückmeldung ist es uns möglich, dieses Buch in kommenden Auflagen kontinuierlich zu verbessern und von Ihren Anregungen vielleicht auch für unser weiteres Verlagsprogramm zu profitieren.

Ziel dieses Buches ist es, Ihnen einen Überblick über Ziele und Möglichkeiten der Familienmedizin zu geben und Ihnen die praktische Arbeit mit dem „Patienten Familie" zu erleichtern und die Kommunikation mit Ihren Patienten und deren Familien zu verbessern.

Bitte teilen Sie uns mit, ob dieser Anspruch erfüllt wurde – ob Sie mit dem Buch zufrieden sind, oder ob Sie etwas vermißt haben.

Bitte trennen Sie dazu dieses Blatt aus dem Buch und schicken es an den Verlag (der es selbstverständlich auch an den Autor weiterleitet), oder tragen Sie Ihren Kommentar auf eine Fotokopie des Blattes ein.

Herzlichen Dank!

Mir hat an diesem Buch besonders gefallen_____

Ich habe folgende Anregungen für das Schattauer-Programm_____

Ich habe vermißt / wünsche mir für kommende Auflagen_____

Für die Statistik ein paar Angaben zu mir_____

m/w   Alter
Ausbildung/derzeit ausgeübte Tätigkeit

Ich habe folgende Fehler gefunden, bzw. bei folgenden Punkten bin ich anderer Ansicht_____

Name /Adresse/Stempel_____
(kann auch weggelassen werden; wenn Sie dieses Feld ausfüllen, schicken wir Ihnen gerne Informationen über unser weiteres und zukünftiges Verlagsprogramm)

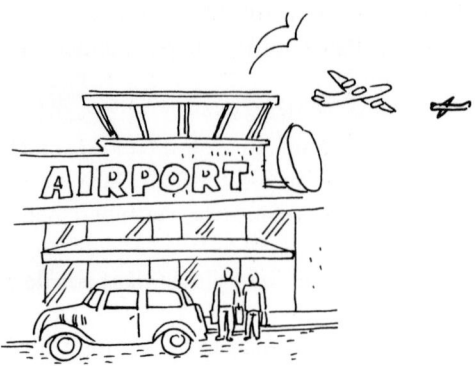

Haben Sie noch nie jemanden getroffen, der sich wirklich verändert hat, nachdem er eine neue Arbeit angenommen, sich unter dramatischen Umständen getrennt oder eine schwere Krankheit durchgemacht hat?

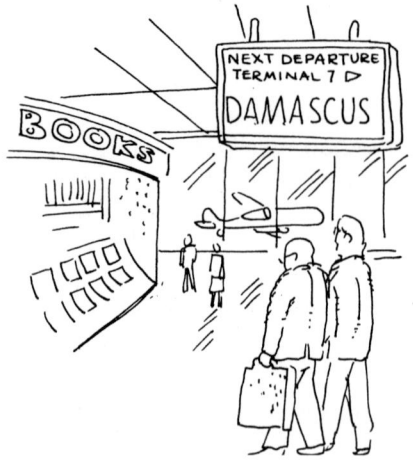

Ich glaube nicht an schnelle Veränderungen. Eine gute Psychoanalyse dauert mindestens fünf Jahre, und eine schlechte noch länger.

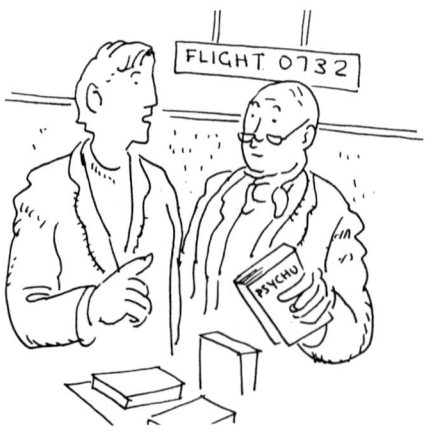

Einen Moment lang dachte ich, Sie wollten behaupten, Sie kennen einen Arzt, der sich nach der Lektüre dieses Buches wirklich verändert hat.